秦汉晋隋名医全书大成

张仲景医学全书

张永泰　李秋贵　编

全国百佳图书出版单位
中国中医药出版社
·北　京·

图书在版编目（CIP）数据

张仲景医学全书/张永泰，李秋贵编.—北京：
中国中医药出版社，2023.9
（秦汉晋隋名医全书大成）
ISBN 978 - 7 - 5132 - 8058 - 7

Ⅰ.①张…　Ⅱ.①张…　②李…　Ⅲ.①《伤寒论》　②
《金匮要略方论》　Ⅳ.①R222.29　②R222.39

中国国家版本馆 CIP 数据核字（2023）第 039389 号

中国中医药出版社出版
北京经济技术开发区科创十三街 31 号院二区 8 号楼
邮政编码　100176
传真　010 - 64405721
山东临沂新华印刷物流集团有限责任公司印刷
各地新华书店经销

开本 787×1092　1/16　印张 12　字数 207 千字
2023 年 9 月第 1 版　2023 年 9 月第 1 次印刷
书号　ISBN 978 - 7 - 5132 - 8058 - 7

定价　58.00 元
网址　www.cptcm.com

服 务 热 线　010 - 64405510
购 书 热 线　010 - 89535836
维 权 打 假　010 - 64405753

微信服务号　zgzyycbs
微商城网址　https://kdt.im/LIdUGr
官 方 微 博　http://e.weibo.com/cptcm
天猫旗舰店网址　https://zgzyycbs.tmall.com

内容提要

本书由《伤寒论》《金匮要略》组成，系汉·张机（字仲景）撰。

张仲景为东汉末年著名医学家，少有才名，曾举孝廉，做过长沙太守，故有"张长沙"之称。张仲景"博通群书，潜乐道术""勤求古训，博采众方"，撰写了在中国医学史上具有划时代意义的传世经典著作《伤寒论》《金匮要略》，对中国医学的发展做出了重要贡献，后世称其是"启万世之法程，诚医门之圣书"，尊称张仲景为医圣。

《伤寒论》，共十卷。卷一为辨脉法、平脉法；卷二为伤寒例、辨痉（痓）湿暍脉证、辨太阳病脉证并治上；卷三至卷六分述六经病脉证并治；卷七为辨霍乱病脉证并治、辨阴阳易差后劳复病脉证并治、辨不可发汗及辨可发汗病脉证并治；卷八为辨发汗后病脉证并治；卷九为辨不可下及辨可下病脉证并治；卷十为发汗吐下后病脉证并治。本书创立了融理法方药为一体的六经辨证理论体系，揭示了外感与杂病的辨证论治规律，出神入化地展示了汗、吐、下、和、温、清、补、消辨证运用的精彩范例，创制了汤、丸、散等卓有成效的不同剂型的方剂113方（缺1方），后世誉为"方书之祖"。

《金匮要略》，分为上、中、下三卷，共25篇。第一篇脏腑经络先后病脉证，为全书的总纲，第二篇至第十七篇论述内科杂病，第十八篇论述疮痈肠痈浸淫病脉证并治，第十九篇论述跌蹶手指臂肿转筋阴狐疝蛔虫病脉证治，第二十篇至第二十二篇论述妇人妊娠、产后及妇人杂病脉证并治，第二十三篇至第二十五篇论述杂疗方、禽兽鱼虫禁忌并治等。本书所述病证以内科杂病为主，兼具外科、妇产科等病证，是中国现存最早的一部诊治杂病的专著，是仲景创建脏腑辨证体系的经典之作。古今医家对本书推崇备至，称之为"万世之规矩准绳""引例类推可谓无穷之应用"，向被历代医家视为治疗杂病的典范。书名"金匮"，言其重要和珍贵之意；"要略"，言其简明扼要之意，表明本书内容精要，价值珍贵，可藏之"金匮"珍藏。

　　《张仲景医学全书》，全书立法谨严，主治精准，用药精当，配伍有度，加减灵活，疗效卓著，理法方药赅备，故被后世视为临证圭臬，历久弥新，传万世而不殆。因此，本书是一部集汉代以前医学大成的经典之作，是一部开创中医辨证论治临床医学之先河的奠基之作。

　　本次以明代赵开美摹宋刻本为底本整理出版，以飨读者。

整 理 说 明

一、底本与校本

1. 底本：本书是以明赵开美摹宋刻本为底本。为便于学习与查阅，《伤寒论》将原书总目与子目进行整理，并注明各节原条文序号。底本中国子监牒文未收录。

2. 校本：《新编金匮方论》，元邓珍刻本（简称邓刻本）；《金匮玉函经》（简称《玉函》），人民卫生出版社影印本；《古今医统正脉全书》本（简称医统本）；《脉经》，元广勤书堂本；《备急千金要方》（简称《千金要方》），人民卫生出版社影印本；《千金翼方》，人民卫生出版社影印本；《外台秘要》（简称《外台》），人民卫生出版社影印本；《太平圣惠方》（简称《圣惠方》，人民卫生出版社排印本）。

二、校勘

遵照对校、本校、他校、理校四法进行必要的校勘，以对校为主，慎用理校。明赵开美摹宋刻本《伤寒论》是目前最好的《伤寒论》传本，因此整理时不轻易擅改妄改，对有校勘价值的进行必要校勘，以免破坏原文原义。

1. 凡有改正，所校内容能够明确判断存有误、脱、衍、倒等错误者，校正后撰写校勘记，分别写出据删、据改、据补、乙正等校勘记。

2. 凡底本与校本或据校本不一，而不影响文义者，原则上不出校注。

3. 凡底本与校本或据校本各方药物组成剂量不同者一般不出校记。

三、原书繁体字、异体字、俗写字、古字按规范字径改不注，通假字、避讳字改后出校勘记。原书"讠严""痉"保留未改，为适应阅读需要，分别于括号内注明今之习用字，即讠严（谵）、痉（痓）。

四、对版本异同及存疑待考的保持原文原貌，如有研习参考价值的在校勘记中予以说明。

五、原书为繁体竖排，今改为简体横排，并进行现代标点。原文中表示文字前后顺序的"右",今径改为"上"。

六、本书整理中主要参考的著作有:《伤寒论校注》《伤寒论校注语释》《金匮要略校注》《金匮要略校注语译》等著作。

七、为便于查阅,书后附有方剂索引。

秦汉壮阔，晋隋风流，医随国运典籍成

——《秦汉晋隋名医全书大成》序言

春秋战国，群雄逐鹿，战车烈马，铁血争雄。"秦王扫六合，虎视何雄哉！挥剑决浮云，诸侯尽西来"（李白《古风》）。秦始皇承先辈大志，灭六国，平天下，一统华夏，成就伟业。废封建，立郡县，严法令，律制度，书同文，车同轨，中央集权，八方臣服，中国文化得以整合，文化格局得以确立。中医药学，由此中兴。

《黄帝内经》，世代奉为祖典，医家顶礼膜拜。书虽成于东汉，文则积累千年。史称黄帝轩辕氏悯斯民之疾苦，悼养生之不及，问道广成，咨访岐伯，撰为《黄帝内经》。黄帝者，指代也，象征也，文化一统之标识也。《内经》者，实为众医之经，上古神农尝草木知百药，战国扁鹊治妇孺医老迈，都是《内经》源泉。征战壮烈之世，必有四野惨烈之民；刀兵疾病之下，必有济世名医。集天下名医之经验，合诸子百家之坟典，诊籍凝成医理，天地验之人物，始铸千年典范，成就医学根基。概《内经》之要，以一言可蔽之——"通神明之德，类万物之情"（《宋徽宗圣济经》），"天人合一"而已矣！

秦二世而亡，汉则沿袭秦制，发扬其优秀文化，革除其暴政苛刑，百姓休养生息，朝廷崇文宣武，国力盛极一时。文景之治、汉武盛世、孝宣中兴、光武中兴、明章之治、永元之隆，无数辉煌历史，环球无人匹敌。东西两汉，享国四百二十六年，非文明昌盛，怎能实现？盛世之下，人以五福是务。五福者：一曰寿，二曰富，三曰康宁，四曰攸好德，五曰考终命。养生之道，上下奉行，神仙与本草俱兴，佛经傍黄老共鸣，导引图、五禽戏、麻沸散、太医令，医药事业，欣欣向荣。

《神农本草经》（简称《本经》）者，集盛世医药之大成。药分三品，功效分明，君臣佐使，和合七情，四气五味，升降浮沉。上品之药，主养命以应天，轻身益气，不老延年；中品之药，主养性以应人，斟酌得宜，补赢遏病；下品之药，主治病以应地，以毒攻毒，破积攻坚。药性理论，已臻完备。中华本草，千载绵延，源头活水，始自《本经》。

又有问难之作，名曰《难经》。《难经》者，非经也。盖黄帝之书，文辞邈远，义理深邃，章句难辨。贤者以经文为难而释之也。旨在"推本经旨，发挥至道，剖晰疑义，垂示后学"（徐大椿《医学源流论》）。托名越人者，则是作者做好事不留名，宣行大道，浮名何求？是真名士自高贤也。其阐释经典之功，足与《内经》并垂千古。

迨至汉末，国运衰败，秩序沦丧，横夭莫救，哀鸿遍野，生民惶惶。乱世名医，经世辈出。仓公诊籍，涪翁渔钓；橘井泉香，杏林春暖；壶翁悬壶济世，郭玉难诊贵人；华佗性恶矜技，终以戮死，外科神技，因狱吏畏死而不受；《中藏》托名，亦名医应验之临床。唯有仲景，尊为医圣，《伤寒杂病》，万古流芳。

仲景之书，创六经辨证体系，立医学思维之纲。然东汉末年，辨证论治并非医学主流，诊病疗疾，皆凭经验，"各承家技，终始顺旧"，某方治某病，某病用某方，只知其常，不达其变，于是变证丛生，灾祸频发。"《伤寒论》所述，乃为庸医误治而设"（徐大椿《医学源流论》），可谓一语中的。仲景之书，常病不多，变证迭出。各种顺变之策，便是辨证论治思想所在，亦即仲景伟大之所在。概《伤寒论》之精要，"知犯何逆，随证治之"当为肯綮之节。

王叔和编次仲景书，有功亦有过；林亿校正古医书，增删又补改。存世医籍，历经斧凿修改或粉饰加工，甚或掺杂私见，不乏狗尾续貂。及至马王堆医书出土，十四种医籍横空出世，二十四正史未见著录，尘封土埋，委屈千年，一朝面世，惊人心目。今人得见汉代医书真迹原貌，实为我辈幸甚之事。

东汉末世，延及三国；汉魏三国，汉脉绵延，故王叔和《脉经》，皇甫谧《甲乙经》，实为汉医余蕴；叔和皇甫，亦为仲景一脉。《伤寒》《脉经》《甲乙经》，分别成于公元 210、250、259 年前后，仲景或为叔和师，叔和与士安同时，短短数十年间，出现内科、脉学、针灸学三位泰斗，诞生三个学科划时代巨著，彰显四百年大汉医学成就。

魏晋时期，豪杰争雄，改朝换代如家常便饭。政权更迭频繁，帝王忙于征战夺权，经济呈现中衰之态。三国以降，民众思想自由开放，社会文化高速发展，哲学、文学、史学、科技、美术、书法、音乐，各有巨星闪耀其间。草原游牧文化南下，撞击中原汉族文化，儒家道德风范不再崇高，道家精神气质争相效仿，美男子横行于世，五石散翕然传授。士大夫儒道兼修，面对世道衰乱，既不甘隐避，则托为放逸。功名难就，遂开清谈之议；世态炎凉，益尚玄学之风。衣冠不再整，烂衫过闹市，史称魏晋风流。自此，"欲上不能达志，欲下不甘认俗"成为中国知识分子特殊品质。葛洪

"苟全性命于乱世，不求闻达于诸侯"，高仕不遂，转而内圣，由儒入道，追求仙道贵生，鼓吹神仙不死，强调"人人皆可成仙"，著《抱朴子》《肘后方》，为长寿学先导，传急救学仙方。

外科著作《刘涓子鬼遗方》，集晋以前外科学之大成。谓刘涓子郊猎，遇黄父鬼而得痈疽方一部。命曰"鬼遗"者，乃玄其说，冀取重于世，亦晋代倡导玄学之常用手法。

"六朝霸业成逝水，千古名山犹姓陶。"六朝陶弘景，承魏晋之风，号"山中宰相"，虽托为放逸，实不甘隐避。不甘隐避，则饱读诗书，勤于著述，成为著名道教思想家、医药学家；托为放逸，则结草为庐，读书采药，为民治病。所著《本草经集注》，为《本经》后又一本草学集大成者。

隋历二世，恍若流星。国虽短暂，民富兵强。一统天下，结束魏晋南北朝分裂乱象；赫赫武功，战胜天下最强大突厥帝国；凿大运河，派遣隋使，开千年科举；"开皇之治"，安居乐业，朝野欢娱，积财富无俦；"中外仓库，无不盈积；钱币丰盈，积于廊庑"，"古今国计之富莫如隋"（《文献通考》）。及至灭国之后，府库钱粮犹供李唐王朝二十年未竭！

国富则医杰，政和而民健。《诸病源候论》者，隋代太医巢元方奉诏所作也。是书"会粹群说，沉研精理，形脉之证，罔不赅集"。上稽圣经，宗《黄帝内经》之天人合一，阴阳五行，治病求本；旁摭奇道，翔实证之细部观察；疥虫蛔虫，过敏漆疮，消渴专篇，还原思想初现端倪；内科外科，妇孺外伤，现代分科已具雏形。书成之后，列于医学"七经"之一；传播广远，比肩黄帝卢扁之书。

隋祚之继，是为盛唐。杨上善者，生于隋，卒于唐，晚年得官，奉唐高宗敕命撰注《黄帝内经太素》，故《太素》已属初唐医著。杨隋李唐，姻亲盘错，本是一家；隋人著书，成于大唐，两属皆可。隋唐之属，姑且不论；学术传承，骨血相连。《太素》撰成，传《内经》古本，补校正医书局之不足；编文章类次，无腐儒校书郎之过失；注可疑词句，增匠心独运者之心得。惜乎珍本早佚，失传千年；幸有东瀛旧抄，医家万幸；寺僧厥功甚伟，友邦必须诚谢！

秦汉晋隋，中医学已成大观；医随国运，本丛书可见一斑。无论分裂内乱，外族征战，列强争霸，饥馑灾荒，总有英雄豪杰一统江山，创造辉煌，成就"大秦壮烈""大汉昌盛""魏晋风流""隋唐富强"之时代风貌。

中医药学，与国家命运共沉浮：战争年代，在战火之中救死扶伤；太平盛世，为华夏儿女维护健康；名医大德，创理法方药载于典籍；医学宝库，增中华文明璀璨光芒。

如今国运日昌，力倡提高中华文化自信；助力中医振兴，中医药出版社整理出版中医古籍。秦汉晋隋，医书各有所长；今日繁荣，历史可鉴可参。永泰编审精心策划，精选历朝经典；众师长一艺通神，校订且优且良。书既已成，嘱吾赘言，吾乃学识浅陋，目光短浅，难测历史渊微，少读中医文献，无以概述精华所在，只知此本奥妙精深。好学深思之士，必得古书妙用，撷祖先智慧，为现代人类营建安康。若此者，弁言浅陋，亦不为无补尔。

王旭东

二〇一八年初冬

总 目 录

伤寒论

〔汉〕 张仲景 述

〔晋〕 王叔和 撰次

〔宋〕 林亿 校正

张永泰 李秋贵 整理

刻仲景全书序

　　岁乙未，吾邑疫疠大作，予家臧获率六七就枕席。吾吴和缓明卿沈君南昉在海虞，藉其力而起死亡殆遍，予家得大造于沈君矣。不知沈君操何术而若斯之神，因询之。君曰："予岂探龙藏秘典，剖青囊奥旨而神斯也哉？特于仲景之《伤寒论》窥一斑两斑耳！"予曰："吾闻是书于家大夫之日久矣，而书肆间绝不可得。"君曰："予诚有之。"予读而知其为成无己所解之书也。然而鱼亥不可正，句读不可离矣。已而购得数本，字为之正，句为之离，补其脱略，订其舛错。沈君曰："是可谓完书，仲景之忠臣也。"予谢不敏。先大夫命之："尔其板行，斯以惠厥同胞。"不肖孤曰："唯唯。"沈君曰："《金匮要略》，仲景治杂证之秘也，盍并刻之，以见古人攻击补泻缓急调停之心法。"先大夫曰："小子识之！"不肖孤曰："敬哉。既合刻，则名何从？"先大夫曰："可哉，命之名《仲景全书》。"既刻已，复得宋板《伤寒论》焉。予曩固知成注非全文，及得是书，不啻拱璧，转卷间而后知成之荒也，因复并刻之，所以承先大夫之志欤。又故纸中检得《伤寒类证》三卷，所以钁括仲景之书，去其烦而归之简，聚其散而汇之一。其于病证脉方，若标月指之明且尽，仲景之法，于是粲然无遗矣，乃并附于后。予因是哀夫世之人，向故不得尽命而死也。夫仲景殚心思于轩岐，辨证候于丝发，著为百十二方，以全民命。斯何其仁且爱，而跻一世于仁寿之域也！乃今之业医者，舍本逐末，超者曰东垣，局者曰丹溪已矣；而最称高识者，则《玉机微义》是宗，若《素问》，若《灵枢》，若《玄珠密语》，则嗒焉茫乎而不知旨归。而语之以张仲景、刘河间，几不能知其人与世代，犹觍然曰："吾能已病足矣，奚高远之是务？"且于今之读轩岐书者必加诮曰："是夫也，徒读父书耳，不知兵变已。"夫不知变者，世诚有之，以其变之难通而遂弃之者，是犹食而咽也，去食以求养生者哉，必且不然矣。则今日是书之刻，乌知不为肉食者大嗤乎！说者谓："陆宣公达而以奏疏医天下，穷而聚方书以医万民，吾子固悠然有世思哉。"予曰："不，不！是先大夫之志也！先大夫固尝以奏疏医父子之伦，医朋党之渐，医东南之民瘼；以直言敢谏，医诌谀者之膏肓，故踬之日多，达之日少。而是书之刻也，其先大夫宣公之志欤？今先大夫殁，垂四年而书成，先大夫处江湖退忧之心，盖与居庙堂进忧之心同一无穷矣。"客曰："子实为之，而以为先公之志，殆所谓善则称亲欤？"不肖孤曰："不，不！是先大夫之志也！"

万历己亥三月谷旦
海虞清常道人赵开美序

伤寒论序

　　夫《伤寒论》，盖祖述大圣人之意，诸家莫其伦拟。故晋·皇甫谧序《甲乙针经》云："伊尹以元圣之才，撰用《神农本草》以为《汤液》，汉·张仲景论广《汤液》为十数卷，用之多验。近世太医令王叔和，撰次仲景遗论甚精，皆可施用。"是仲景本伊尹之法，伊尹本神农之经，得不谓祖述大圣人之意乎？

　　张仲景，《汉书》无传，见《名医录》，云：南阳人，名机，仲景乃其字也。举孝廉，官至长沙太守，始受术于同郡张伯祖，时人言，识用精微过其师。所著论，其言精而奥，其法简而详，非浅闻寡见者所能及。自仲景于今八百余年，惟王叔和能学之。其间如葛洪、陶景、胡洽、徐之才、孙思邈辈，非不才也，但各自名家，而不能修明之。开宝中，节度使高继冲曾编录进上，其文理舛错，未尝考正。历代虽藏之书府，亦阙于雠校，是使治病之流，举天下无或知者。国家诏儒臣校正医书，臣奇续被其选。以为百病之急，无急于伤寒，今先校定张仲景《伤寒论》十卷，总二十二篇，证外合三百九十七法，除复重定有一百一十二方。今请颁行。

　　　　　　　　　　　　　　　太子右赞善大夫臣高保衡
　　　　　　　　　　　　　　　尚书屯田员外郎臣孙奇
　　　　　　　　　　　尚书司封郎中秘阁校理臣林亿等谨上

伤寒卒病论集

论曰：余每览越人入虢之诊，望齐侯之色，未尝不慨然叹其才秀也。怪当今居世之士，曾不留神医药，精究方术，上以疗君亲之疾，下以救贫贱之厄，中以保身长全，以养其生，但竞逐荣势，企踵权豪，孜孜汲汲，惟名利是务；崇饰其末，忽弃其本，华其外而悴其内。皮之不存，毛将安附焉？卒然遭邪风之气，婴非常之疾，患及祸至，而方震栗，降志屈节，钦望巫祝，告穷归天，束手受败。赍百年之寿命，持至贵之重器，委付凡医，恣其所措。咄嗟呜呼！厥身已毙，神明消灭，变为异物，幽潜重泉，徒为啼泣。痛夫！举世昏迷，莫能觉悟，不惜其命，若是轻生，彼何荣势之云哉！而进不能爱人知人，退不能爱身知己，遇灾值祸，身居厄地，蒙蒙昧昧，蠢若游魂。哀乎！趋世之士，驰竞浮华，不固根本，忘躯徇物，危若冰谷，至于是也。

余宗族素多，向余二百，建安纪年以来，犹未十稔，其死亡者三分有二，伤寒十居其七。感往昔之沦丧，伤横夭之莫救，乃勤求古训，博采众方，撰用《素问》《九卷》《八十一难》《阴阳大论》《胎胪药录》并《平脉辨证》，为《伤寒杂病论》，合十六卷。虽未能尽愈诸病，庶可以见病知源。若能寻余所集，思过半矣。

夫天布五行，以运万类；人禀五常，以有五脏；经络腑俞，阴阳会通；玄冥幽微，变化难极。自非才高识妙，岂能探其理致哉！上古有神农、黄帝、岐伯、伯高、雷公、少俞、少师、仲文，中世有长桑、扁鹊，汉有公乘阳庆及仓公，下此以往，未之闻也。观今之医，不念思求经旨，以演其所知，各承家技，终始顺旧，省疾问病，务在口给，相对斯须，便处汤药。按寸不及尺，握手不及足；人迎趺阳，三部不参；动数发息，不满五十。短期未知，决诊九候，曾无仿佛；明堂阙庭，尽不见察，所谓窥管而已。夫欲视死别生，实为难矣！

孔子云：生而知之者上，学则亚之。多闻博识，知之次也。余宿尚方术，请事斯语。

医林列传

张　机

张机，字仲景，南阳人也，受业于同郡张伯祖，善于治疗，尤精经方。举孝廉，官至长沙太守，后在京师为名医，于当时为上手。以宗族二百余口，建安纪年以来，未及十稔，死者三之二，而伤寒居其七，乃著"论"二十二篇，证外合三百九十七法，一百一十二方。其文辞简古奥雅，古今治伤寒者，未有能出其外者也。其书为诸方之祖，时人以为扁鹊、仓公无以加之，故后世称为"医圣"。

王叔和

王叔和，高平人也，性度沉静，博好经方，尤精诊处，洞识养生之道，深晓疗病之源，采摭群论，撰成《脉经》十卷。叙阴阳表里，辨三部九候，分人迎气口神门，条十二经二十四气、奇经八脉、五脏六腑、三焦四时之痾，纤悉备具，咸可按用，凡九十七篇。又次《张仲景方论》为三十六卷，大行于世。

成无己

成无己，聊摄人，家世儒医，性识明敏，记问该博，撰述《伤寒》，义皆前人未经道者，指在定体、分形、析证。若同而异者，明之；似是而非者，辨之。古今言伤寒者，祖张仲景。但因其证而用之，初未有发明其意义。成无己博极研精，深造自得，本《难》《素》《灵枢》诸书，以发明其奥，因仲景方论，以辨析其理。极表里虚实阴阳死生之说，究药病轻重，去取加减之意，真得长沙公之旨趣。所著《伤寒论》十卷、《明理论》三卷、《论方》一卷，大行于世。

目　录

卷 第 一

辨脉法第一

问曰：脉有阴阳，何谓也？答曰：凡脉大、浮、数、动、滑，此名阳也；脉沉、涩、弱、弦、微，此名阴也。凡阴病见阳脉者生，阳病见阴脉者死。

问曰：脉有阳结、阴结者，何以别之？答曰：其脉浮而数，能食，不大便者，此为实，名曰阳结也，期十七日当剧。其脉沉而迟，不能食，身体重，大便反鞕❶，音硬。下同。名曰阴结也，期十四日当剧。

问曰：病有洒淅恶寒，而复发热者何？答曰：阴脉不足，阳往从之，阳脉不足，阴往乘之。曰：何谓阳不足？答曰：假令寸口脉微，名曰阳不足，阴气上入阳中，则洒淅恶寒也。曰：何谓阴不足？答曰：尺脉弱，名曰阴不足，阳气下陷入阴中，则发热也。阳脉浮，一作微。阴脉弱者，则血虚，血虚则筋急也。其脉沉者，荣气微也。其脉浮，而汗出如流珠者，卫气衰也。荣气微

者，加烧针，则血留不行，更发热而躁烦也。

脉蔼蔼如车盖者，名曰阳结也。一云：秋脉。

脉累累如循长竿者，名曰阴结也。一云：夏脉。

脉瞥瞥如羹上肥者，阳气微也。

脉萦萦如蜘蛛丝者，阳气衰也。一云：阴气。

脉绵绵如泻漆之绝者，亡其血也。

脉来缓，时一止复来者，名曰结。脉来数，时一止复来者，名曰促。一作纵。脉阳盛则促，阴盛则结，此皆病脉。

阴阳相搏❷，名曰动。阳动则汗出，阴动则发热。形冷恶寒者，此三焦伤也。若数脉见于关上，上下无头尾，如豆大，厥厥动摇者，名曰动也。

阳脉浮大而濡，阴脉浮大而濡，阴脉与阳脉同等者，名曰缓也。

脉浮而紧者，名曰弦也。弦者，

---

❶ 鞕：同硬，坚也。
❷ 搏：《伤寒论校注》作"抟"。下文同。

状如弓弦，按之不移也。脉紧者，如转索无常也。

脉弦而大，弦则为减，大则为芤，减则为寒，芤则为虚，寒虚相搏，此名为革，妇人则半产漏下，男子则亡血失精。

问曰：病有战而汗出，因得解者，何也？答曰：脉浮而紧，按之反芤，此为本虚，故当战而汗出也。其人本虚，是以发战，以脉浮，故当汗出而解也。若脉浮而数，按之不芤，此人本不虚，若欲自解，但汗出耳，不发战也。

问曰：病有不战而汗出解者，何也？答曰：脉大而浮数，故知不战汗出而解也。

问曰：病有不战不汗出而解者，何也？答曰：其脉自微，此以曾发汗、若吐、若下、若亡血，以内无津液，此阴阳自和，必自愈，故不战不汗出而解也。

问曰：伤寒三日，脉浮数而微，病人身❶凉和者，何也？答曰：此为欲解也，解以夜半。脉浮而解者，濈然汗出也；脉数而解者，必能食也；脉微而解者，必大汗出也。

问曰：脉病欲知愈未愈者，何以别之？答曰：寸口、关上、尺中三处，大小浮沉迟数同等，虽有寒热不解者，此脉阴阳为和平，虽剧当愈。

师曰：立夏得洪—作浮。大脉，是其本位，其人病身体苦疼重者，须❷发其汗。若明日身不疼不重者，不须发汗。若汗濈濈自出者，明日便解矣。何以言之？立夏脉洪大，是其时脉，故使然也。四时仿此。

问曰：凡病欲知何时得，何时愈。答曰：假令夜半得病者，明日日中愈，日中得病者，夜半愈。何以言之？日中得病夜半愈者，以阳得阴则解也；夜半得病，明日日中愈者，以阴得阳则解也。

寸口脉浮为在表，沉为在里，数为在腑，迟为在脏。假令脉迟，此为在脏也。

趺阳脉浮而涩，少阴脉如经者，其病在脾，法当下利。何以知之？若脉浮大者，气实血虚也。今趺阳脉浮而涩，故知脾气不足，胃气虚也。以少阴脉弦而浮。一作沉。才见，此为调脉，故称如经也。若反滑而数者，故知当屎脓也。《玉函》作溺。

寸口脉浮而紧，浮则为风，紧则为寒。风则伤卫，寒则伤荣，荣卫俱病，骨节烦疼，当发其汗也。

趺阳脉迟而缓，胃气如经也。趺阳脉浮而数，浮则伤胃，数则动脾，此非本病，医特下之所为也。荣卫内陷，其数先微，脉反但浮，

❶ 身：《玉函》卷二，"身"下有"自"字。

❷ 须：《圣惠方》卷八"须"下有"大"字。

其人必大便鞕，气噫而除。何以言之❶？本以❷数脉动脾，其数先微，故知脾气不治，大便鞕，气噫而除。今脉反浮，其数改微，邪气独留，心中则饥，邪热不杀谷，潮热发渴，数脉当迟缓，脉因前后度数如法，病者则饥，数脉不时，则生恶疮也。

师曰：病人脉微而涩者，此为医所病也。大发其汗，又数大下之，其人亡血，病当恶寒，后乃发热，无休止时，夏月盛热，欲著复衣；冬月盛寒，欲裸其身。所以然者，阳微则恶寒，阴弱则发热，此医发其汗，使阳气微，又大下之，令阴气弱。五月之时，阳气在表，胃中虚冷，以阳气内微，不能胜冷，故欲著复衣。十一月之时，阳气在里，胃中烦热，以阴气内弱，不能胜热，故欲裸其身。又阴脉迟涩，故知亡血也。

脉浮而大，心下反鞕，有热，属脏者，攻之，不令发汗；属腑者，不令溲数，溲数则大便鞕。汗多则热愈，汗少则便难，脉迟尚未可攻。

脉浮而洪，身汗如油，喘而不休，水浆不下，形体不仁，乍静乍乱，此为命绝也。又未知何脏先受其灾，若汗出发润，喘不休者，此为肺先绝也。阳反独留，形体如烟熏，直视摇头者，此为心绝也。唇吻反青，四肢漐习者，此为肝绝也。环口黧黑，柔汗发黄者，此为脾绝也。溲便遗失，狂言、目反直视者，

此为肾绝也。又未知何脏阴阳前绝，若阳气前绝，阴气后竭者，其人死，身色必青；阴气前绝，阳气后竭者，其人死，身色必赤，腋下温，心下热也。

寸口脉浮大，而医反下之，此为大逆，浮则无血，大则为寒，寒气相搏，则为肠鸣。医乃不知，而反饮冷水，令汗大出，水得寒气，冷必相搏，其人即饐。音噎。下同。

趺阳脉浮，浮则为虚，浮虚相搏，故令气饐，言胃气虚竭也。脉滑则为哕，此为医咎，责虚取实，守空迫血，脉浮，鼻中燥者，必衄也。

诸脉浮数，当发热而洒淅恶寒。若有痛处，饮食如常者，畜积有脓也。

脉浮而迟，面热赤而战惕者，六七日当汗出而解，反发热者，差迟。迟为无阳不能作汗，其身必痒也。

寸口脉阴阳俱紧者，法当清邪中于上焦，浊邪中于下焦。清邪中上，名曰洁也；浊邪中下，名曰浑也。阴中于邪，必内栗也。表气微虚，里气不守，故使邪中于阴也。阳中于邪，必发热头痛，项强颈挛，腰痛胫酸，所为阳中雾露之气。故曰清邪中上，浊邪中下。阴气为栗，

❶ 之：《玉函》卷二"之"下有"脾脉本缓"四字。

❷ 本以：《玉函》卷二作"今"。

足膝逆冷，便溺妄出。表气微虚，里气微急，三焦相溷，内外不通。上焦怫音佛。下同。郁，脏气相熏，口烂食❶断也。中焦不治，胃气上冲，脾气不转，胃中为浊，荣卫不通，血凝不流。若卫气前通者，小便赤黄，与热相搏，因热作使，游于经络，出入脏腑，热气所过，则为痈脓。若阴气前通者，阳气厥微，阴无所使，客气内入，嚏而出之，声嗢乙骨切。咽塞。寒厥相追，为热所拥，血凝自下，状如豚肝。阴阳俱厥，脾气孤弱，五液注下。下焦不盍，一作阖。清便下重，令便数难，齐❷筑湫痛，命将难全。

脉阴阳俱紧者，口中气出，唇口干燥，蜷卧足冷，鼻中涕出，舌上胎滑，勿妄治也。到七日以来，其人微发热，手足温者，此为欲解；或到八日以上，反大发热者，此为难治。设使恶寒者，必欲呕也；腹内痛者，必欲利也。

脉阴阳俱紧，至于吐利，其脉独不解；紧去入安，此为欲解。若脉迟，至六七日不欲食，此为晚发，水停故也，为未解；食自可者，为欲解。病六七日，手足三部脉皆至，大烦而口噤不能言，其人躁扰者，必欲解也。若脉和，其人大烦，目重，睑内际黄者，此欲解也。

脉浮而数，浮为风，数为虚，风为热，虚为寒，风虚相搏，则洒淅恶寒也。

脉浮而滑，浮为阳，滑为实，阳实相搏❸，其脉数疾，卫气失度。浮滑之脉数疾，发热汗出者，此为不治。

伤寒咳逆上气，其脉散者死，谓其形损故也。

平脉法第二

问曰：脉有三部，阴阳相乘，荣卫血气，在人体躬。呼吸出入，上下于中，因息游布，津液流通。随时动作，效象形容，春弦秋浮，冬沉夏洪。察色观脉，大小不同，一时之间，变无经常，尺寸参差，或短或长，上下乖错，或存或亡。病辄改易，进退低昂，心迷意惑，动失纪纲。愿为具陈，令得分明。师曰：子之所问，道之根源。脉有三部，尺寸及关，荣卫流行，不失衡铨。肾沉心洪，肺浮肝弦，此自经常，不失铢分。出入升降，漏刻周旋，水下百刻❹，一周循环❺。当复❻寸口，虚实见焉，变化相乘，阴

---

❶ 食：通"蚀"。《周易·丰卦·象传》："日中则昃，月盈则食。"

❷ 齐："齐"通"脐"。《左传·庄公六年》："若不早图，后君噬齐，其及图之乎！"

❸ 阳实相搏：《圣惠方》卷八作"浮滑相搏"。义胜。

❹ 百刻：《脉经》卷五作"二刻"。

❺ 一周循环：《脉经》卷五作"脉一周身"。

❻ 当复：《脉经》卷五作"旋覆"。

阳相干。风则浮虚，寒则牢坚❶，沉潜水滀，支饮急弦。动则为痛，数则热烦，设有不应，知变所缘。三部不同，病各异端，大过可怪，不及亦然。邪不空见，终必有奸，审察表里，三焦别焉。知其❷所舍，消息诊看，料度腑脏，独见若神。为子条记，传与贤人。

师曰：呼吸者，脉之头也。初持脉，来疾去迟，此出疾入迟，名曰内虚外实也。初持脉，来迟去疾，此出迟入疾，名曰内实外虚也。

问曰：上工望而知之，中工问而知之，下工脉而知之，愿闻其说。师曰：病家人请云，病人苦发热，身体疼，病人自卧，师到诊其脉，沉而迟者，知其差也。何以知之？若表有病者，脉当浮大，今脉反沉迟，故知愈也。假令病人云腹内卒痛，病人自坐，师到脉之，浮而大者，知其差也。何以知之？若里有病者，脉当沉而细，今脉浮大，故知愈也。

师曰：病家人来请云，病人发热烦极。明日师到，病人向壁卧，此热已去也。设令脉不和，处言已愈。设令向壁卧，闻师到，不惊起而盻视，若三言三止，脉之咽唾者，此诈病也。设令脉自和，处言此病大重，当须服吐下药，针灸数十百处乃愈。

师持脉，病人欠者，无病也。脉之呻者，病也。言迟者，风也。

摇头言者，里痛也。行迟者，表强也。坐而伏者，短气也。坐而下一脚❸者，腰痛也。里实护腹，如怀卵物者，心痛也。

师曰：伏气之病，以意候之，今月之内，欲有伏气。假令旧有伏气，当须脉之。若脉微弱者，当喉中痛似伤，非喉痹也。病人云：实咽中痛。虽尔，今复欲下利。

问曰：人恐怖者，其脉何状？师曰：脉形如循丝累累然，其面白脱色也。

问曰：人不饮，其脉何类？师曰：脉自涩，唇口干燥也。

问曰：人愧者，其脉何类？师曰：脉浮而面色乍白乍赤。

问曰：经说脉有三菽六菽重者，何谓也？师曰：脉人以指按之，如三菽之重者，肺气也；如六菽之重者，心气也；如九菽之重者，脾气也；如十二菽之重者，肝气也；按之至骨者，肾气也。菽者，小豆也。假令下利，寸口、关上、尺中，悉不见脉，然尺中时一小见，脉再举头一云：按投。者，肾气也；若见损脉来至，为难治。肾为脾所胜，脾胜不应时。

问曰：脉有相乘，有纵有横，有逆有顺，何谓也？师曰：水行乘

---

❶ 牢坚：《脉经》卷五作"紧弦"。
❷ 其：《脉经》卷五作"邪"。
❸ 脚：《脉经》卷一作"膝"。

火，金行乘木，名曰纵；火行乘水，木行乘金，名曰横；水行乘金，火行乘木，名曰逆；金行乘水，木行乘火，名曰顺也。

问曰：脉有残贼，何谓也？师曰：脉有弦、紧、浮、滑、沉、涩，此六脉名曰残贼，能为诸脉作病也。

问曰：脉有灾怪，何谓也？师曰：假令人病，脉得太阳，与形证相应，因为作汤，比还送汤，如食顷❶，病人乃大吐，若下利，腹中痛。师曰：我前来❷不见此证，今乃变异，是名灾怪。又问曰：何缘作此吐利？答曰：或有旧时服药，今乃发作，故为灾怪耳。

问曰：东方肝脉，其形何似？师曰：肝者，木也，名厥阴，其脉微弦濡弱而长，是肝脉也。肝病自得濡弱者，愈也。假令得纯弦脉者，死。何以知之？以其脉如弦直，此是肝脏伤，故知死也。

南方心脉，其形何似？师曰：心者，火也，名少阴，其脉洪大而长，是心脉也。心病自得洪大者，愈也。假令脉来微去大，故名反，病在里也。脉来头小本大，故名覆，病在表也。上微头小者，则汗出。下微本大者，则为关格不通，不得尿；头无汗者，可治，有汗者死。

西方肺脉，其形何似？师曰：肺者，金也，名太阴，其脉毛浮也。肺病自得此脉，若得缓迟者，皆愈。若得数者则剧。何以知之？数者，

南方火，火克西方金，法当痈肿，为难治也。

问曰：二月得毛浮脉，何以言至秋当死？师曰：二月之时，脉当濡弱，反得毛浮者，故知至秋死。二月肝用事，肝属木，脉应濡弱，反得毛浮脉者，是肺脉也。肺属金，金来克木，故知至秋死。他皆仿此。

师曰：脉肥人责浮，瘦人责沉。肥人当沉，今反浮，瘦人当浮，今反沉，故责之。

师曰：寸脉下不至关，为阳绝；尺脉上不至关，为阴绝，此皆不治，决死也。若计其余命生死之期，期以月节克之也。

师曰：脉病人不病，名曰行尸，以无王❸气，卒眩仆不识人者，短命则死。人病脉不病，名曰内虚，以无谷神，虽困无苦。

问曰：翕奄沉，名曰滑，何谓也？师曰：沉为纯阴，翕为正阳，阴阳和合，故令脉滑，关尺自平。阳明脉微沉，食饮自可。少阴脉微滑，滑者，紧之浮名也，此为阴实，其人必股内汗出，阴下湿也。

问曰：曾为人所难，紧脉从何而来？师曰：假令亡汗，若吐，以肺里寒，故令脉紧也。假令咳者，

---

❶　汤如食顷：《脉经》卷一"汤"下有"之时"二字，无"如食顷"三字。

❷　来：《脉经》卷一"来"下有"脉时"二字。是。

❸　王："王"通"旺"。

坐饮冷水，故令脉紧也。假令下利以胃虚冷，故令脉紧也。

寸口卫气盛，名曰高。高者，暴狂而肥。荣气盛，名曰章。章者，暴泽而光。高章相搏，名曰纲。纲者，身筋急，脉强直故也。卫气弱，名曰惵。惵者，心中气动迫怯。荣气弱，名曰卑。卑者，心中常自羞愧。惵卑相搏，名曰损。损者，五脏六腑俱乏，气虚惵故也。卫气和，名曰缓。缓者，四肢不能自收。荣气和，名曰迟。迟者，身体俱重，但欲眠也。缓迟相搏，名曰沉。沉者，腰中直，腹内急痛，但欲卧，不欲行。

寸口脉缓而迟，缓则阳气长，其色鲜，其颜光，其声商，毛发长。迟则阴气盛，骨髓生，血满，肌肉紧薄鲜鞕，阴阳相抱，荣卫俱行，刚柔相得，名曰强也。

趺阳脉滑而紧，滑者胃气实，紧者脾气强，持实击强，痛还自伤，以手把刃，坐作疮也。

寸口脉浮而大，浮为虚，大为实，在尺为关，在寸为格，关则不得小便，格则吐逆。

趺阳脉伏而涩，伏则吐逆，水谷不化，涩则食不得入，名曰关格。

脉浮而大，浮为风虚，大为气强，风气相搏，必成隐疹，身体为痒。痒者，名泄风，久久为痂癞。眉少发稀，身有干疮而腥臭也。

寸口脉弱而迟，弱者卫气微，迟者荣中寒。荣为血，血寒则发热。

卫为气，气微者心内饥，饥而虚满，不能食也。

趺阳脉大而紧者，当即下利，为难治。

寸口脉弱而缓，弱者阳气不足，缓者胃气有余，噫而吞酸，食卒不下，气填于膈上也。一作下。

趺阳脉紧而浮，浮为气，紧为寒，浮为腹满，紧为绞痛，浮紧相搏，肠鸣而转，转即气动，膈气乃下，少阴脉不出，其阴肿大而虚也。

寸口脉微而涩，微者卫气不行，涩者荣气不逮，荣卫不能相将，三焦无所仰，身体痹不仁。荣气不足，则烦疼口难言。卫气虚者，则恶寒数欠。三焦不归其部，上焦不归者，噫而酢吞；中焦不归者，不能消谷引食；下焦不归者，则遗溲。

趺阳脉沉而数，沉为实，数消谷，紧者病难治。

寸口脉微而涩，微者卫气衰，涩者荣气不足。卫气衰，面色黄；荣气不足，面色青。荣为根，卫为叶，荣卫俱微，则根叶枯槁而寒栗、咳逆、唾腥、吐涎沫也。

趺阳脉浮而芤，浮者卫气虚，芤者荣气伤，其身体瘦，肌肉甲错，浮芤相搏，宗气微衰，四属断绝。四属者，谓皮、肉、脂、髓。俱竭，宗气则衰矣。

寸口脉微而缓，微者卫气疏，疏则其肤空；缓者胃气实，实则谷消而水化也。谷入于胃，脉道乃行，水入于经，其血乃成。荣盛则其肤必疏，三焦绝经，名曰血崩。

趺阳脉微而紧，紧则为寒，微则为虚，微紧相搏，则为短气。

少阴脉弱而涩，弱者微烦，涩者厥逆。

趺阳脉不出，脾不上下，身冷肤鞕。

少阴脉不至，肾气微，少精血，奔气促迫上入胸膈，宗气反聚，血结心下，阳气退下，热归阴股，与阴相动，令身不仁，此为尸厥，当刺期门、巨阙。宗气者，三焦归气也，有名无形，气之神使也。下荣玉茎，故宗筋聚缩之也。

寸口脉微，尺脉紧，其人虚损多汗，知阴常在，绝不见阳也。

寸口诸微亡阳，诸濡亡血，诸弱发热，诸紧为寒。诸乘寒者，则为厥，郁冒不仁，以胃无谷气，脾涩不通，口急不能言，战而栗也。

问曰：濡弱何以反适十一头？师曰：五脏六腑相乘，故令十一。

问曰：何以知乘腑？何以知乘脏？师曰：诸阳浮数为乘腑。诸阴迟涩为乘脏也。

卷　第　二

伤寒例第三

四时八节二十四气七十二候决病法：

立春正月节斗指艮　雨水正月中指寅

惊蛰二月节指甲　春分二月中指卯

清明三月节指乙　谷雨三月中指辰

立夏四月节指巽　小满四月中指巳

芒种五月节指丙　夏至五月中指午

小暑六月节指丁　大暑六月中指未

立秋七月节指坤　处暑七月中指申

白露八月节指庚　秋分八月中指酉

寒露九月节指辛　霜降九月中指戌

立冬十月节指乾　小雪十月中指亥

大雪十一月节指壬　冬至十一月中指子

小寒十二月节指癸　大寒十二月中指丑

二十四气，节有十二，中气有十二，五日为一候，气亦同，合有七十二候，决病生死。此须洞解之也。

《阴阳大论》云：春气温和，夏气暑热，秋气清凉，冬气冰列❶，此则四时正气之序也。冬时严寒，万类深藏，君子固密，则不伤于寒，触冒之者，乃名伤寒耳。其伤于四时之气，皆能为病，以伤寒为毒者，以其最成杀厉之气也。中而即病者，名曰伤寒。不即病者，寒毒藏于肌肤，至春变为温病，至夏变为暑病。暑病者，热极重于温也。是以辛苦之人，春夏多温热病者，皆由冬时触寒所致，非时❷行之气也。凡时行者，春时应暖而反大寒，夏时应热而反大凉，秋时应凉而反大热，冬时应寒而反大温，此非其时而有其气，是以一岁之中，长幼之病多相

---

❶　冰列：《外台》卷一作"凛冽"。"列"，通"冽"。《管子·度地》："天地干燥，水纠列之时也。"

❷　时：《圣惠方》卷八作"天"。

似者，此则时行之气也。夫欲候知四时正气为病及时行疫气之法，皆当按斗历占之。九月霜降节后宜渐寒，向冬大寒，至正月雨水节后宜解也。所以谓之雨水者，以冰雪解而为雨水故也。至惊蛰二月节后，气渐和暖，向夏大热，至秋便凉。从霜降以后至春分以前，凡有触冒霜露，体中寒即病者，谓之伤寒也。九月十月寒气尚微，为病则轻，十一月十二月寒冽已严，为病则重。正月二月寒渐将解，为病亦轻。此以冬时不调，适有伤寒之人，即为病也。其冬有非节之暖者，名为冬温。冬温之毒与伤寒大异，冬温复有先后，更相重沓，亦有轻重，为治不同，证如后章。从立春节后，其中无暴大寒又不冰雪，而有人壮热为病者，此属春时阳气发于冬时伏寒，变为温病。从春分以后至秋分节前，天有暴寒者，皆为时行寒疫也。三月四月或有暴寒，其时阳气尚弱，为寒所折，病热犹轻。五月六月阳气已盛，为寒所折，病热则重。七月八月阳气已衰，为寒所折，病热亦微，其病与温及暑病相似，但治有殊耳。十五日得一气，于四时之中，一时有六气，四六名为二十四气。然气候亦有应至仍不至，或有未应至而至者，或有至而太过者，皆成病气也。但天地动静，阴阳鼓击者，各正一气耳。是以彼春之暖，为夏之暑；彼秋之忿，为

冬之怒。是故冬至之后，一阳爻升，一阴爻降也；夏至之后，一阳气下，一阴气上也。斯则冬夏二至，阴阳合也；春秋二分，阴阳离也。阴阳交易，人变病焉。此君子春夏养阳、秋冬养阴，顺天地之刚柔也。小人触冒，必婴暴疹。须知毒烈之气，留在何经，而发何病，详而取之。是以春伤于风，夏必飧泄；夏伤于暑，秋必病疟；秋伤于湿，冬必咳嗽；冬伤于寒，春必病温。此必然之道，可不审明之。伤寒之病，逐日浅深，以施方治。今世人❶伤寒，或始不早治，或治不对病，或日数久淹，困乃告医。医人❷又不依次第而治之，则不中病，皆宜临时消息制方，无不效也。今搜采仲景旧论，录其证候、诊脉声色、对病真方有神验者，拟防世急也。

又土地温凉，高下不同❸；物性刚柔，餐居亦异。是故黄帝兴四方之问，岐伯举四治之能，以训后贤，开其未悟者。临病之工，宜须两审也。

凡伤于寒，则为病热，热虽甚不死。若两感于寒而病者，必死。

尺寸俱浮者，太阳受病也，当一二日发。以其脉上连风府，故头

———————

❶ 人：《外台秘要》卷一"人"下有"得"。为是。

❷ 人：《外台秘要》卷一无。

❸ 土地温凉，高下不同：《外台秘要》卷一作"土地高下，寒温不同。"义胜。

项痛，腰脊强。

尺寸俱长者，阳明受病也，当二三日发。以其脉夹鼻络于目，故身热目痛鼻干，不得卧。

尺寸俱弦者，少阳受病也，当三四日发。以其脉循胁络于耳，故胸胁痛而耳聋。此三经皆受病，未入于腑者，可汗而已。

尺寸俱沉细者，太阴受病也，当四五日发。以其脉布胃中、络于嗌，故腹满而嗌干。

尺寸俱沉者，少阴受病也，当五六日发。以其脉贯肾络于肺，系舌本，故口燥舌干而渴。

尺寸俱微缓者，厥阴受病也，当六七日发。以其脉循阴器络于肝，故烦满而囊缩。此三经皆受病，已入于腑，可下而已。

若两感于寒者，一日太阳受之，即与少阴俱病，则头痛口干、烦满而渴。二日阳明受之，即与太阴俱病，则腹满身热，不欲食，谵（谵）之廉切，又女监切。下同。语。三日少阳受之，即与厥阴俱病，则耳聋、囊缩而厥，水浆不入，不知人者，六日死。若三阴三阳、五脏六腑皆受病，则荣卫不行，脏腑不通，则死矣。

其不两感于寒，更不传经，不加异气者，至七日太阳病衰，头痛少愈也。八日阳明病衰，身热少歇也。九日少阳病衰，耳聋微闻也。十日太阴病衰，腹减如故，则思饮食。十一日少阴病衰，渴止舌干，已而嚏也。十二日厥阴病衰，囊纵，少腹微下，大气皆去，病人精神爽慧也。

若过十三日以上不间，寸尺陷者，大危。若更感异气，变为他病者，当依后坏病证而治之。若脉阴阳俱盛，重感于寒者，变成温疟。阳脉浮滑，阴脉濡弱者，更遇于风，变为风温。阳脉洪数，阴脉实大者，更遇温热，变为温毒，温毒为病最重也。阳脉濡弱，阴脉弦紧者，更遇温气，变为温疫。一本作疟。以此冬伤于寒，发为温病。脉之变证，方治如说。

凡人有疾，不时即治，隐忍冀差，以成痼疾。小儿女子，益以滋甚。时气不和，便当早言。寻其邪由，及在腠理，以时治之，罕有不愈者。患人忍之，数日乃说，邪气入脏，则难可制。此为家有患，备虑之要。凡作汤药，不可避晨夜，觉病须臾，即宜便治，不等早晚，则易愈矣。如或差迟，病即传变，虽欲除治，必难为力。服药不如方法，纵意违师，不须治之。

凡伤寒之病，多从风寒得之。始表中风寒，入里则不消矣，未有温覆而当不消散者。不在证治，拟欲攻之，犹当先解表，乃可下之。若表已解，而内不消，非大满，犹生寒热，则病不除。若表已解，而内不消，大满大实坚有燥屎，自可除下之，虽四五日，不能为祸也。若不宜下，而便攻之，内虚热入，协热遂利，烦躁诸变，不可胜数，轻者困笃，重者必死矣。

夫阳盛阴虚，汗之则死，下之则愈。阳虚阴盛，汗之则愈，下之则死。夫如是，则神丹安可以误发，甘遂何可以妄攻？虚盛之治，相背千里，吉凶之机，应若影响，岂容易哉！况桂枝下咽，阳盛即毙；承气入胃，阴盛以亡。死生之要，在乎须臾，视身之尽，不暇计日，此阴阳虚实之交错，其候至微，发汗吐下之相反，其祸至速。而医术浅狭，懵然不知病源，为治乃误，使病者殒没，自谓其分。至令冤魂塞于冥路，死尸盈于旷野，仁者鉴此，岂不痛欤！

凡两感病俱作，治有先后，发表攻里，本自不同。而执迷用意者，乃云神丹甘遂合而饮之，且解其表，又除其里。言巧似是，其理实违。夫智者之举错也，常审以慎；愚者之动作也，必果而速。安危之变，岂可诡哉！世上之士，但务彼翕习之荣，而莫见此倾危之败，惟明者居然能护其本，近取诸身，夫何远之有焉？

凡发汗温暖汤药，其方虽言日三服，若病剧不解，当促其间，可半日中尽三服。若与病相阻，即便有所觉。病重者，一日一夜当晬时观之，如服一剂，病证犹在，故当复作本汤服之。至有不肯汗出，服三剂乃解。若汗不出者，死病也。

凡得时气病，至五六日而渴欲饮水，饮不能多，不当与也。何者？以腹中热尚少，不能消之，便更与人作病也。至七八日，大渴欲饮水者，犹当依证而与之。与之常令不足，勿极意也，言能饮一斗，与五升。若饮而腹满，小便不利，若喘若哕，不可与之也。忽然大汗出，是为自愈也。

凡得病，反能饮水，此为欲愈之病。其不晓病者，但闻病饮水自愈，小渴者乃强与饮之，因成其祸，不可复数也。

凡得病，厥脉动数，服汤药更迟，脉浮大减小，初躁后静，此皆愈证也。

凡治温病，可刺五十九穴。又身之穴三百六十有五，其三十穴灸之有害，七十九穴刺之为灾，并中髓也。

脉四损，三日死。平人四息，病人脉一至，名曰四损。

脉五损，一日死。平人五息，病人脉一至，名曰五损。

脉六损，一时死。平人六息，病人脉一至，名曰六损。

脉盛身寒，得之伤寒；脉虚身热，得之伤暑。脉阴阳俱盛，大汗出不解者死；脉阴阳俱虚，热不止者死。脉至乍数乍疏者死。脉至如转索，其日死。谵（谵）言妄语，身微热，脉浮大，手足温者生；逆冷，脉沉细者，不过一日死矣。此以前是伤寒热病证候也。

辨痓（痉）湿暍脉证第四

痓音炽，又作痉，巨郢切。下同。

伤寒所致太阳病痓（痉）湿暍此三种，宜应别论，以为与伤寒相似，故此见之。

太阳病，发热无汗，反恶寒者，名曰刚痓（痉）❶。

太阳病，发热汗出而不恶寒，《病源》云恶寒。名曰柔痓（痉）。

太阳病，发热，脉沉而细者，名曰痓（痉）。

太阳病，发汗太多，因致痓（痉）。

病身热足寒，颈项强急，恶寒，时头热面赤，目脉赤❷，独头面❸摇，卒口噤，背反张者，痓（痉）病也。

太阳病，关节疼痛而烦，脉沉而细❹一作缓。者，此名湿痹❺。一云：中湿。湿痹之候，其人小便不利，大便反快，但当利其小便。湿家之为病，一身尽疼，发热，身色如似❻熏黄。湿家，其人但头汗出，背强，欲得被覆向火，若下之早则哕，胸满，小便不利，舌上如胎者，以丹田有热，胸中有寒，渴欲得水❼，而不能饮，口燥烦也。

湿家下之，额上汗出，微喘，小便利一云：不利。者死，若下利不止者亦死。

问曰❽：风湿相搏，一身尽疼痛，法当汗出而解。值天阴雨不止，医❾云此可发汗，汗之病不愈者，何也？答曰：发其汗，汗大出者，但风气去，湿气在❿，是故不愈也。若治风湿者，发其汗，但微微似欲出汗⓫者，风湿俱去也。

湿家病，身上疼痛，发热面黄而喘，头痛鼻塞而烦，其脉大，自能饮食，腹中和无病，病在头中寒湿，故鼻塞。内药鼻中则愈。

病者一身尽疼，发热日晡所剧者，此名风湿。此病伤于汗出当风，或久伤取冷所致也。

---

❶ 痓（痉）：《玉函》卷二作"痉"。为是。后同。

❷ 目脉赤：《金匮要略·痓（痉）湿暍病脉证治》作"目赤"。

❸ 面：《金匮要略·痓（痉）湿暍病脉证治》作"动"。

❹ 脉沉而细：《玉函》卷二作"其脉沉缓"，《脉经》卷八"细"作"缓"。

❺ 湿痹：《玉函》卷二作"中湿"。

❻ 似：《金匮要略·痓（痉）湿暍病脉证治》无。

❼ 得水：《玉函》卷二作"饮"。

❽ 问曰：《金匮要略·痓（痉）湿暍病脉证治》无。

❾ 医：《玉函》卷二、《脉经》卷八作"师"。是。

❿ 在：《玉函》卷二"在"上有"仍"字，《脉经》卷八"在"上有"续"字。

⓫ 出汗：《金匮要略·痓（痉）湿暍病脉证治》作"汗出"。

太阳中热者，暍是也。其人汗出恶寒，身热而渴也。

太阳中暍者，身热疼重而脉微弱，此以夏月伤冷水，水行皮中所致也。

太阳中暍者，发热，恶寒，身重而疼痛，其脉弦细芤迟，小便已，洒洒然毛耸，手足逆冷，小有劳身即热，口开，前板齿燥。若发汗则恶寒甚，加温针则发热甚，数下之则淋甚。

辨太阳病脉证并治上第五（1～30）

太阳之为病，脉浮，头项强痛而恶寒。

阳病，发热，汗出，恶风，脉缓者，名为中风。

太阳病，或已发热，或未发热，必恶寒，体痛，呕逆，脉阴阳俱紧者，名为伤寒。

伤寒一日，太阳受之，脉若静者，为不传；颇欲吐❶，若躁烦，脉数急者，为传也。

伤寒二三日，阳明、少阳证不见者，为不传也。

太阳病，发热而渴，不恶寒者为温病。若发汗已，身灼热者，名风温。风温为病，脉阴阳俱浮，自汗出，身重，多眠睡，鼻息必鼾，语言难出。若被下者，小便不利，直视失溲；若被火者，微发黄色，

剧则如惊痫，时瘛疭；若❷火熏之，一逆尚引日，再逆促命期。

病有发热恶寒者，发于阳也；无热恶寒者，发于阴也。发于阳，七日愈。发于阴，六日愈。以阳数七、阴数六故也。

太阳病，头痛至七日以上❸自愈者，以行其经尽故也。若欲作再经者，针足阳明，使经不传则愈。

太阳病欲解时，从巳至未上❹。

风家，表解而不了了者，十二日愈。

病人身太❺热，反欲得衣者，热在皮肤，寒在骨髓也；身大寒，反不欲近衣者，寒在皮肤，热在骨髓也。

太阳中风，阳浮而阴弱，阳浮者，热自发，阴弱者，汗自出，啬啬恶寒，淅淅恶风，翕翕发热，鼻鸣干呕者，**桂枝汤**主之。方一。

桂枝三两，去皮❻ 芍药三两 甘草二两，炙 生姜三两，切 大枣十二枚，擘

---

❶ 吐：《千金翼方》卷九作"呕"。

❷ 若：《玉函》卷二作"复以"。

❸ 以上：《脉经》卷七、《千金翼方》卷十均无"以上"二字。

❹ 上：《千金翼方》卷九、《玉函》卷二无。

❺ 太：《白虎通·五行》："太亦大也。"为是。

❻ 去皮：《千金翼方》卷九、《玉函》卷七均无"去皮"二字。

上五味，㕮咀三味，以水七升，微火煮取三升，去滓，适寒温，服一升。服已须臾，歠热稀粥一升余，以助药力。温覆令一时许，遍身漐漐，微似有汗者益佳，不可令如水流漓，病必不除。若一服汗出病差，停后服，不必尽剂。若不汗，更服依前法。又不汗，后服小促其间。半日许，令三服尽。若病重者，一日一夜服，周时观之。服一剂尽，病证犹在者，更作服。若汗不出，乃服至二三剂。禁生冷、黏滑、肉面、五辛、酒酪、臭恶等物。

太阳病，头痛，发热，汗出，恶风，桂枝汤主之。方二。用前第一方。

太阳病，项背强几几，反汗出恶风者，**桂枝加葛根汤**主之。方三。

葛根四两　麻黄❶三两，去节　芍药二两　生姜三两，切　甘草二两，炙　大枣十二枚，擘　桂枝二两，去皮

上七味，以水一斗，先煮麻黄❶、葛根，减二升，去上沫，内诸药，煮取三升，去滓。温服一升，覆取微似汗，不须歠粥，余如桂枝法将息及禁忌。臣亿等谨按，仲景本论，太阳中风自汗用桂枝，伤寒无汗用麻黄，今证云汗出恶风，而方中有麻黄，恐非本意也。第三卷有葛根汤证，云无汗、恶风，正与此方同，是合用麻黄也。此云桂枝加葛根汤，恐是桂枝中但加葛根耳。

太阳病，下之后，其气上冲者，可与桂枝汤，方用前法。若不上冲者，不得与之。四。

太阳病三日，已发汗，若吐、若下、若温针，仍不解者，此为坏病，桂枝❷不中与之也。观其脉证，知犯何逆，随证治之。桂枝❷本为解肌，若其人脉浮紧，发热汗不出者，不可与之也。常须识此，勿令误也。五。

若酒客病，不可与桂枝汤，得之则呕，以酒客不喜甘故也。

喘家，作桂枝汤，加厚朴杏子❸佳。六。

凡服桂枝汤吐者，其后必吐脓血也。

太阳病，发汗，遂漏不止，其人恶风❹，小便难，四肢微❺急，难以屈伸者，**桂枝加附子汤**主之。方七。

桂枝三两，去皮　芍药三两　甘草三两，炙　生姜三两，切　大枣十二枚，擘　附子一枚，炮，去皮，破八片

上六味，以水七升，煮取三升，去滓，温服一升。本云：桂枝汤今加附子。将息如前法。

---

❶ 麻黄：《玉函》卷七无。为是。

❷ 桂枝：《千金翼方》卷九作"桂枝汤"。为是。

❸ 子：《千金翼方》卷九作"仁"。

❹ 恶风：《圣惠方》卷八作"必恶寒"。

❺ 微：《圣惠方》卷八作"拘"。

太阳病，下之后，脉促胸满者，**桂枝去芍药汤**主之。方八。促，一作纵。

桂枝三两，去皮　甘草二两，炙　生姜三两，切　大枣十二枚，擘

上四味，以水七升，者取三升，去滓，温服一升。本云：桂枝汤今去芍药。将息如前法。

若微寒❶者，**桂枝去芍药加附子汤**主之❷。方九。

桂枝三两，去皮　甘草二两，炙　生姜三两，切　大枣十二枚，擘　附子一枚，炮，去皮，破八片

上五味，以水七升，煮取三升，去滓，温服一升。本云：桂枝汤今去芍药加附子。将息如前法。

太阳病，得之八九日，如疟状，发热恶寒，热多寒少，其人不呕，清便欲自可❸，一日二三度发。脉微缓者，为欲愈也；脉微而恶寒者，此阴阳俱虚，不可更发汗、更下、更吐也；面色反有热色者，未欲解也，以其不能得小❹汗出，身必痒，**宜桂枝麻黄各半汤**。方十。

桂枝一两十六铢，去皮　芍药　生姜切　甘草炙　麻黄各一两。去节　大枣四枚，擘　杏仁二十四枚，汤浸，去皮尖及两仁者

上七味，以水五升，先者麻黄一二沸，去上沫，内诸药，煮取一升八合，去滓，温服六合。本云：桂枝汤三合，麻黄汤三合，并为六合，顿服。将息如上法。臣亿等谨

按，桂枝汤方，桂枝、芍药、生姜各三两，甘草二两，大枣十二枚。麻黄汤方，麻黄三两，桂枝二两，甘草一两，杏仁七十个。今以算法约之，二汤各取三分之一，即得桂枝一两十六铢，芍药、生姜、甘草各一两，大枣四枚，杏仁二十三个零三分枚之一，收之得二十四个，合方。详此方乃三分之一，非各半也，宜云合半汤。

太阳病，初服桂枝汤，反烦不解者，先刺风池、风府，却与桂枝汤则愈。十一。用前第一方。

服桂枝汤，大汗出，脉洪大者，与桂枝汤如前法。若形似疟，一日再发者，汗出必解，宜**桂枝二麻黄一汤**。方十二。

桂枝一两十七铢，去皮　芍药一两六铢　麻黄十六铢，去节　生姜一两六铢，切　杏仁十六个，去皮尖　甘草一两二铢，炙　大枣五枚，擘

上七味，以水五升，先煮麻黄一二沸，去上沫，内诸药，煮取二升，去滓，温服一升，日再服。本云：桂枝汤二分，麻黄汤一分，合为二升，分再服。今合为一方，将息如前法。臣亿等谨按，

❶　寒：《玉函》卷二"寒"上有"恶"字。义胜。

❷　若微恶寒……附子汤主之：《脉经》卷七、《千金翼方》卷九、《玉函》卷二均将本条与上条并为一条，则文义连贯。为是。

❸　欲自可：《玉函》卷二作"自调"。"欲"，本书卷七作"续"。

❹　小：《千金翼方》卷九无。

桂枝汤方，桂枝、芍药、生姜各三两，甘草二两，大枣十二枚。麻黄汤方，麻黄三两，桂枝二两，甘草一两，杏仁七十个。今以算法约之，桂枝汤取十二分之五，即得桂枝、芍药、生姜各一两六铢，甘草二十铢，大枣五枚。麻黄汤取九分之二，即得麻黄十六铢，桂枝十铢三分铢之二，收之得十一铢，甘草五铢三分铢之一，收之得六铢，杏仁十五个九分枚之四，收之得十六个。二汤所取相合，即共得桂枝一两十七铢，麻黄十六铢，生姜、芍药各一两六铢，甘草一两二铢，大枣五枚，杏仁十六个，合方。

服桂枝汤，大汗出后，大烦渴不解，脉洪大者，**白虎加人参汤**主之。方十三。

知母六两　石膏一斤，碎，绵裹　甘草炙，二两　粳米六合　人参三两

上五味，以水一斗，煮米熟汤成，去滓，温服一升，日三服。

太阳病，发热恶寒，热多寒少，脉微弱者，此无阳也，不可发汗❶。宜**桂枝二越婢一汤**。方十四。

桂枝去皮　芍药　麻黄　甘草各十八铢。炙　大枣四枚，擘　生姜一两二铢，切　石膏二十四铢，碎，绵裹

上七味，以水五升，煮❷麻黄一二沸，去上沫，内诸药，煮取二升，去滓，温服一升。本云：当裁为越婢汤、桂枝汤合之，饮一升。今合为一方，桂枝汤二分，越婢汤一分。臣亿等谨按，桂枝汤方，桂枝、芍药、生姜各三两，甘草二两，大枣十二枚。

越婢汤方，麻黄二两，生姜三两，甘草二两，石膏半斤，大枣十五枚。今以算法约之，桂枝汤取四分之一，即得桂枝、芍药、生姜各十八铢，甘草十二铢，大枣三枚。越婢汤取八分之一，即得麻黄十八铢，生姜九铢，甘草六铢，石膏二十四铢，大枣一枚八分之七，之。二汤所取相合，即共得桂枝、芍药、甘草、麻黄各十八铢，生姜一两三铢，石膏二十四铢，大枣四枚，合方。旧云，桂枝三，今取四分之一，即当云桂枝二也。越婢汤方，见仲景杂方中，《外台秘要》。一云：起脾汤。

服桂枝汤，或下之，仍头项强痛，翕翕发热，无汗，心下满微痛，小便不利者，**桂枝去桂加茯苓白术汤**主之。方十五。

芍药三两　甘草二两，炙　生姜切　白术　茯苓各三两　大枣十二枚，擘

上六味，以水八升，煮取三升，去滓，温服一升，小便利则愈。本云：桂枝汤今去桂枝，加茯苓、白术。

伤寒脉浮，自汗出，小便数，心烦，微恶寒，脚挛急，反与桂枝❸欲攻其表，此误也。得之便厥，咽中干，烦躁，吐逆者，作甘草干姜

---

❶ 发汗：《脉经》卷七、《玉函》卷二并作"复发其汗"。

❷ 煮：《玉函》卷二、《千金翼方》卷九上均有"先"。

❸ 桂枝：《玉函》卷七"桂枝"下有"汤"字。

汤与之，以复其阳；若厥愈足温者，更作芍药甘草汤与之，其脚即伸；若胃气不和，谵（谵）语者，少与调胃承气汤；若重发汗，复加烧针者，四逆汤主之。方十六。

甘草干姜汤方

甘草四两，炙　干姜二两

上二味，以水三升，煮取一升五合，去滓，分温再服。

芍药甘草汤方

白❶芍药　甘草各四两。炙

上二味，以水三升，煮取一升五合，去滓，分温再服。

调胃承气汤方

大黄四两，去皮，清酒洗❷　甘草二两，炙　芒消半升

上三味，以水三升，煮取一升，去滓，内芒消，更上火微煮令沸，少少温服之。

四逆汤方

甘草二两，炙　干姜一两半　附子一枚，生用，去皮，破八片

上三味，以水三升，煮取一升二合，去滓，分温再服。强人可大附子一枚、干姜三两。

问曰：证象阳旦，按法治之而增剧，厥逆，咽中干，两胫拘急而谵（谵）语。师曰：言夜半手足当温，两脚当伸，后如师言，何以知此？答曰：寸口脉浮而大，浮为风，大为虚，风则生微热，虚则两胫挛，病形象桂枝，因加附子参其间，增桂令汗出，附子温经，亡阳故也。厥逆咽中干，烦躁，阳明内结，谵（谵）语烦乱，更饮甘草干姜汤。夜半阳气还，两足当热，胫尚微拘急，重与芍药甘草汤，尔乃胫伸。以承气汤微溏，则止其谵（谵）语，故知病可愈。

---

❶　白：《千金翼方》卷九、《玉函》卷七均无"白"字。

❷　洗：《玉函》卷七作"浸"。

卷 第 三

辨太阳病脉证并治中第六
（31～127）

合六十六法　方三十九首

并见太阳阳明合病法

太阳病，项背强几几，无汗恶风，**葛根汤**主之。方一。

葛根四两　麻黄三两，去节　桂枝二两，去皮　生姜三两，切　甘草二两，炙　芍药二两　大枣十二枚，擘

上七味，以水一斗，先煮麻黄、葛根，减二升，去白❶沫，内诸药，煮取三升，去滓，温服一升。覆取微似汗，余如桂枝法将息及禁忌。诸汤皆仿此。

太阳与阳明合病者，必自下利，葛根汤主之。方二。用前第一方。一云：用后第四方。

太阳与阳明合病，不下利但呕者，**葛根加半夏汤**主之。方三。

葛根四两　麻黄三两，去节　甘草二两，炙　芍药二两　桂枝二两，去皮　生姜二两，切　半夏半升，洗

大枣十二枚，擘

上八味，以水一斗，先煮葛根、麻黄，减二升，去白❷沫，内诸药，煮取三升，去滓，温服一升。覆取微似汗。

太阳病，桂枝证，医反下之，利遂❸不止，脉促者，表未解也；喘而汗出者，**葛根黄芩黄连汤**主之。方四。促，一作纵。

葛根半斤　甘草二两，炙　黄芩三两　黄连三两

上四味，以水八升，先煮葛根，减二升，内诸药，煮取二升，去滓，分温再服。

太阳病，头痛发热，身疼腰痛，骨节疼痛，恶风❹无汗而喘者，**麻黄汤**主之。方五。

麻黄三两，去节　桂枝二两，去皮❺

---

❶　白：《玉函》卷七、《千金翼方》卷九作"上"。义胜。

❷　白：《玉函》卷七作"上"。

❸　利遂：《玉函》卷二、《脉经》卷七、《千金翼方》卷九作"遂利"。

❹　风：《千金要方》卷九作"寒"。

❺　去皮：《玉函》卷七、《千金翼方》卷九均无"去皮"二字。

甘草一两，炙　杏仁七十个，去皮尖❶

上四味，以水九升，先煮麻黄，减二升，去上沫，内诸药，煮取二升半，去滓，温服八合。覆取微似汗❷，不须歠粥，余如桂枝法将息。

太阳与阳明合病，喘而胸满者，不可下，宜麻黄汤。六。用前第五方。

太阳病，十日以❸去，脉浮细而嗜卧者，外已解也。设胸满胁痛者，与小柴胡汤。脉但浮者，与麻黄汤。七。用前第五方。

小柴胡汤方

柴胡半斤　黄芩　人参　甘草炙　生姜各三两。切　大枣十二枚，擘　半夏半升，洗

上七味，以水一斗二升，煮取六升，去滓，再煎取三升，温服一升，日三服。

太阳中风，脉浮紧，发热恶寒，身疼痛，不汗出而烦躁者，大青龙汤主之。若脉微弱，汗出恶风者，不可服之。服之则厥逆，筋惕肉瞤，此为逆也。**大青龙汤方**。八。

麻黄六两，去节　桂枝二两，去皮❹　甘草二两，炙　杏仁四十枚，去皮尖　生姜三两，切　大枣十枚，擘　石膏如鸡子大，碎❺

上七味，以水九升，先煮麻黄，减二升，去上沫，内诸药，煮取三升，去滓，温服一升，取微似汗。汗出多者，温粉粉之。一服汗者，停后服。若复服，汗多亡阳遂一作虚，恶风烦躁，不得眠也。

伤寒脉浮缓，身不疼但重，乍有轻时，无少阴证者，大❻青龙汤发之。九。用前第八方。

伤寒表不解，心下有水气，干呕发热而咳❼，或渴，或利，或噎，或小便不利、少腹满，或喘者，**小青龙汤**主之。方十。

麻黄去节　芍药　细辛　干姜　甘草炙　桂枝各三两。去皮❽　五味子半升　半夏半升，洗❾

上八味，以水一斗，先煮麻黄，减二升，去上沫，内诸药，煮取三升，去滓，温服一升。若渴，去半夏，加栝楼根三两；若微利，去麻黄，加荛花，如一鸡子，熬令赤色；

---

❶　七十个去皮尖：《玉函》卷七、《千金翼方》卷九"个"并作"枚"。《玉函》无"去皮尖"三字。《千金要方》"枚"下有"喘不甚，用五十枚"。

❷　覆取微似汗：《玉函》卷七作"温覆出汗"。

❸　以：通"已"。《三国志》卷二三《魏书·杜袭传》："吾计以定，卿勿复言。"《玉函》卷二、《千金翼方》卷九作"已"。

❹　去皮：《玉函》卷七无"去皮"二字。

❺　碎：《玉函》卷七、《千金翼方》卷九"碎"下有"绵裹"。

❻　大：《玉函》卷二、《千金翼方》卷九"大"上有"可与"二字。

❼　干呕发热而咳：《玉函》卷二、《千金翼方》卷九作"咳而发热"

❽　去皮：《玉函》卷七、《千金翼方》卷九均无"去皮"二字。

❾　洗：《玉函》卷二无。

若噎者,去麻黄,加附子一枚,炮;若小便不利,少腹满者,去麻黄,加茯苓四两;若喘,去麻黄,加杏仁半升,去皮尖。且荛花不治利,麻黄主喘,今此语反之,疑非仲景意。臣亿等谨按,小青龙汤,大要治水。又按《本草》,荛花下十二水,若水去,利则止也。又按《千金》,形肿者应内麻黄,乃内杏仁者,以麻黄发其阳故也。以此证之,岂非仲景意也。

伤寒心下有水气,咳而微喘,发热不渴。服汤已渴者,此寒去欲解也。小青龙汤主之。十一。用前第十方。

太阳病,外证未解,脉浮弱者,当以汗解,宜**桂枝汤**。方十二。

桂枝去皮 芍药 生姜各三两。切 甘草二两,炙 大枣十二枚,擘

上五味,以水七升,煮取三升,去滓,温服一升。须臾歠热稀粥一升,助药力,取微汗。

太阳病,下之微喘者,表未解故也,**桂枝加厚朴杏子汤**主之❶。方十三。

桂枝三两,去皮 甘草二两,炙生姜三两,切 芍药三两 大枣十二枚,擘 厚朴二两,炙,去皮 杏仁五十枚,去皮尖

上七味,以水七升,微火煮取三升,去滓,温服一升,覆取微似汗。

太阳病,外证未解,不可下也,下之为逆,欲解外者,宜桂枝汤。

十四。用前第十二方。

太阳病,先发汗不解,而复下之,脉浮者不愈。浮为在外,而反下之,故令不愈。今脉浮,故在外,当须解外则愈,宜桂枝汤。十五。用前第十二方。

太阳病,脉浮紧,无汗,发热,身疼痛,八九日不解,表证仍在,此当发其汗。服药已微除,其人发烦目瞑,剧者必衄,衄乃解。所以然者,阳气重故也。麻黄汤主之。十六。用前第五方。

太阳病,脉浮紧,发热,身无汗,自衄者,愈。

二阳并病,太阳初得病时,发其汗,汗先出不彻,因转属阳明,续自微汗出,不恶寒。若太阳病证不罢者,不可下,下之为逆,如此可小发汗。设面色缘缘正赤者,阳气怫郁在表❷,当解之熏之。若发汗不彻❸不足言,阳气怫郁不得越❹,当汗不汗,其人躁烦,不知痛处,乍在腹中,乍在四肢,按之不可得,其人短气,但坐以汗出不彻故也,更发汗则愈。何以知汗出不彻?以脉涩故知也。

---

❶ 桂枝加厚朴杏子汤主之:《千金翼方》卷九作"宜桂枝汤"。

❷ 在表:《玉函》卷二作"不得越"。

❸ 彻:《脉经》卷七"彻"上有"大"字。

❹ 若发汗……不得越:此十五字《玉函》卷二无。

脉浮数者，法当汗出而愈。若下之，身重心悸者，不可发汗，当自汗出乃解。所以然者，尺中脉微，此里虚，须表里实，津液自和，便自汗出愈。

脉浮紧者，法当身疼痛，宜以汗解之。假令尺中迟者，不可发汗。何以知然？以荣气不足，血少故也。

脉浮者，病在表，可发汗，宜麻黄汤❶。十七。用前第五方。法用桂枝汤。

脉浮而数者，可发汗，宜麻黄汤。十八。用前第五方。

病常自汗出者，此为荣气和，荣气和者，外不谐，以卫气不共荣气谐和故尔。以荣行脉中，卫行脉外。复发其汗，荣卫和则愈。宜桂枝汤。十九。用前第十二方。

病人脏无他病，时发热自汗出而不愈者，此卫气不和也，先其时发汗则愈，宜桂枝汤。二十。用前第十二方。

伤寒脉浮紧，不发汗，因致衄者，麻黄汤主之。二十一。用前第五方。

伤寒不大便六七日，头痛有热者，与❷承气汤。其小便清者❸，一云：大便青。知不在里，仍在表也，当须发汗。若头痛者，必衄，宜桂枝汤。二十二。用前第十二方。

伤寒发汗已解，半日许复烦，脉浮数者，可更发汗，宜桂枝汤。二十三。用前第十二方。

凡病若发汗、若吐、若下、若亡血、亡津液，阴阳自和者，必自愈。

大下之后，复发汗，小便不利者，亡津液故也。勿治之，得小便利，必自愈。

下之后，复发汗，必振寒，脉微细。所以然者，以内外俱虚故也。

下之后，复发汗，昼日烦躁不得眠，夜而安静，不呕，不渴，无表证，脉沉微，身无大热者，**干姜附子汤**主之。方二十四。

干姜一两　附子一枚，生用，去皮，切八片

上二味，以水三升，煮取一升，去滓、顿服。

发汗后，身疼痛，脉沉迟者，**桂枝加芍药生姜各一两人参三两新加汤**❹主之。方二十五。

桂枝三两，去皮　芍药四两　甘草二两，炙　人参三两　大枣十二枚，擘　生姜四两

上六味，以水一斗二升，煮取三升，去滓，温服一升。本云❺：桂枝汤，今加芍药、生姜、人参。

---

❶ 麻黄汤：《玉函》卷二"麻黄汤"下有"一云桂枝汤"。《脉经》卷七作"属桂枝汤证"。

❷ 与：《玉函》卷二作"未可与"。

❸ 小便清者：《脉经》卷七、《千金翼方》卷九作"大便反清"。

❹ 桂枝加……新加汤：此十七字《玉函》卷七、《脉经》卷七、《千金翼方》卷十并作"桂枝加芍药生姜人参汤"。

❺ 云：《玉函》卷七作"方"。

发汗后，不可更行桂枝汤，汗出而喘，无大热者，可与**麻黄杏仁甘草石膏汤**。方二十六。

麻黄四两，去节　杏仁五十个，去皮尖　甘草二两❶，炙　石膏半斤，碎，绵裹

上四味，以水七升，煮❷麻黄，减二升，去上沫，内诸药，煮取二升，去滓，温服一升。本云：黄耳杯。

发汗过多，其人叉手自冒心，心下悸，欲得按者，**桂枝甘草汤**主之。方二十七。

桂枝四两，去皮　甘草二两，炙

上二味，以水三升，煮取一升，去滓，顿服。

发汗后，其人脐下悸者，欲作奔豚，**茯苓桂枝甘草大枣汤**主之。方二十八。

茯苓半斤　桂枝四两，去皮　甘草二两，炙　大枣十五枚，擘

上四味，以甘烂水一斗，先煮茯苓，减二升，内诸药，煮取三升，去滓，温服一升，日三服。

作甘烂水法：取水二斗，置大盆内，以杓扬之，水上有珠子五六千颗相逐，取用之。

发汗后，腹胀满者，**厚朴生姜半夏甘草人参汤**主之。方二十九。

厚朴半斤，炙，去皮　生姜半斤，切　半夏半升，洗　甘草❸二两　人参一两

上五味❹，以水一斗，煮取三升，去滓，温服一升，日三服。

伤寒若吐、若下后❺，心下逆满，气上冲胸，起则头眩，脉沉紧，发汗则动经，身为振振摇者，**茯苓桂枝白术甘草汤**主之。方三十。

茯苓四两　桂枝三两，去皮　白术　甘草各二两。炙

上四味，以水六升，煮取三升，去滓，分温三服❻。

发汗，病不解，反恶寒者，虚故也，**芍药甘草附子汤**主之。方三十一。

芍药　甘草各三两。炙　附子一枚，炮，去皮，破八片

上三味，以水五升，煮取一升五合，去滓，分温三服。疑非仲景方。

发汗，若下之，病仍不解，烦躁者，**茯苓四逆汤**主之。方三十二。

茯苓四两　人参一两　附子一枚，生用，去皮，破八片　甘草二两，炙　干姜一两半

上五味，以水五升，煮取三升，

---

❶　二两：《玉函》卷七作"一两"。

❷　煮：《玉函》卷七、《千金翼方》卷十"煮"上有"先"字。为是。

❸　甘草：《千金翼方》卷十"甘草"下有"炙"字。是。

❹　味：《玉函》卷七"味"下有"㕮咀"二字。后同。

❺　若吐若下后：《脉经》卷七、《千金翼方》卷十作"吐、下、发汗后"。《玉函》卷二作"若吐、若下、若发汗"。

❻　服：《玉函》卷七"服"下有"小便即利"四字。

去滓，温服七合，日二服。

发汗后恶寒者，虚故也。不恶寒，但热者，实也，当和胃气，与**调胃承气汤❶**。方三十三。《玉函》云：与小承气汤。

芒消半升　甘草二两，炙　大黄四两，去皮，清酒洗

上三味，以水三升，煮取一升，去滓，内芒消，更煮两沸，顿服。

太阳病，发汗后，大汗出，胃中干❷，烦躁不得眠，欲得饮水者，少少与饮之，令胃气和则愈。若脉浮，小便不利，微热消渴者，**五苓散**主之。方三十四。即猪苓散是。

猪苓十八铢，去皮　泽泻一两六铢　白术十八铢　茯苓十八铢　桂枝半两，去皮

上五味，捣为散❸，以白饮和服方寸匕，日三服。多饮暖水，汗出愈。如法将息。

发汗已，脉浮数，烦❹渴者，五苓散主之。三十五。用前第三十四方。

伤寒汗出而渴者，五苓散主之；不渴者，**茯苓甘草汤**主之。方三十六。

茯苓二两　桂枝二两，去皮　甘草一两，炙　生姜三两，切

上四味，以水四升，煮取二升，去滓，分温三服。

中风发热，六七日不解而烦，有表里证，渴欲饮水，水入则吐者，名曰水逆，五苓散主之。三十七。用前第三十四方。

未持脉时，病人手叉❺自冒心，师因教试，令咳而不❻咳者，此必两耳聋无闻也。所以然者，以重发汗，虚故如此。发汗后，饮水多必喘，以水灌之亦喘。

发汗后，水药不得入口为逆，若更发汗，必吐下不止❼。发汗吐下后，虚烦不得眠，若剧者，必反复颠倒，音到，下同。心中懊侬，上乌浩、下奴冬切，下同。栀子豉❽汤主之；若少气者，栀子甘草豉汤❾主之；若呕者，栀子生姜豉汤主之。三十八。

栀子豉汤方

栀子十四个，擘　香豉四合，绵裹

上二味，以水四升，先煮栀子，得二升半❿，内豉，煮取一升半，去

---

❶　与调胃承气汤：《玉函》卷二、《脉经》卷七、《千金翼方》卷九皆作"宜小承气汤"。

❷　干：《脉经》卷七作"躁烦"。

❸　捣为散：《千金要方》卷十作"水服"。

❹　烦：《脉经》卷七"烦"上有"复"。

❺　手叉：《玉函》卷二、《脉经》卷七作"叉手"。当乙正。

❻　不：《玉函》卷二、《脉经》卷七、《千金翼方》卷十"不"下有"即"字。

❼　若更发汗必吐下不止：《玉函》卷二、《千金翼方》卷十无此九字。

❽　豉：《脉经》卷七、《千金翼方》卷十无。

❾　栀子甘草豉汤：《脉经》卷七、《千金翼方》卷十作"栀子甘草汤"。

❿　半：《外台》卷二"半"下有"去滓"二字。

滓，分为二服，温进一服，得吐❶者，止后服。

栀子甘草豉汤方❷

栀子十四个，擘　甘草二两，炙　香豉四合，绵裹

上三味，以水四升，先煮栀子、甘草，取二升半，内豉，煮取一升半，去滓，分二服，温进一服，得吐❸者，止后服。

栀子生姜豉汤方

栀子十四个，擘　生姜五两　香豉四合，绵裹

上三味，以水四升，先煮栀子、生姜，取二升半，内豉，煮取一升半，去滓，分二服，温进一服，得吐者，止后服。

发汗若下之，而烦热胸中窒者，栀子豉汤主之。三十九。用上初方。

伤寒五六日，大下之后，身热不去，心中结痛者，未欲解也，栀子豉汤主之。四十。用上初方。

伤寒下后，心烦腹满，卧起不安者，**栀子厚朴汤**主之。方四十一。

栀子十四个，擘　厚朴四两，炙，去皮　枳实四枚，水浸❹，炙令黄

上三味，以水三升半，煮取一升半，去滓，分二服，温进一服，得吐❺者，止后服。

伤寒，医以丸药大下之，身热不去，微烦者，**栀子干姜汤**主之。方四十二。

栀子十四个，擘　干姜二两

上二味，以水三升半，煮取一升半，去滓，分二服，温进一服，得吐❻者，止后服。

凡用栀子汤，病人旧微溏者，不可与服之。

太阳病发汗，汗出不解，其人仍发热，心下悸，头眩，身𥇦动，振振欲擗一作僻。地者，**真武汤**主之。方四十三。

茯苓　芍药　生姜各三两。切　白术二两　附子一枚，炮，去皮，破八片

上五味，以水八升，煮取三升，去滓，温服七合，日三服。

咽喉干燥者，不可发汗。

淋家不可发汗，发汗必便血。

疮家，虽身疼痛，不可发汗，汗出则痉（痓）❼。

衄家，不可发汗，汗出必额上陷，脉急紧，直视不能眴，音唤，又胡绢切，下同。一作瞬。不得眠。

---

❶　吐：《玉函》卷七、《千金翼方》卷九"吐"上有"快"。

❷　栀子甘草豉汤：《脉经》卷七、《千金翼方》卷十作"栀子甘草汤"。

❸　吐：《玉函》卷七、《千金翼方》卷九"吐"上有"快"。

❹　水浸：《玉函》卷七无"水浸"二字。

❺　吐：《千金翼方》卷十"吐"上有"快"。

❻　吐：《玉函》卷七、《千金翼方》卷十"吐"上有"快"。

❼　痉（痓）：《玉函》卷五作"痉"。《脉经》卷七"痉（痓）"下有注云"一作痓"。

亡血家，不可发汗，发汗则寒栗而振。

汗家，重发汗，必恍惚心乱，小便已阴疼，与禹余粮丸❶。四十四。方本阙。

病人有寒，复发汗，胃中冷，必吐蛔。一作逆。

本发汗，而复下之，此为逆也；若先发汗，治不为逆。本先下之，而反汗之，为逆；若先下之，治不为逆。

伤寒，医下之，续得下利，清谷不止，身疼痛者，急当救里；后身疼痛，清便自调者，急当救表。救里宜四逆汤，救表宜桂枝汤。四十五。用前第十二方

病发热头痛，脉反沉，若不差，身体疼痛，当救其里。**四逆汤**方。

甘草二两，炙　干姜一两半　附子一枚，生用，去皮，破八片

上三味，以水三升，煮取一升二合，去滓，分温再服。强人可大附子一枚，干姜三两。

太阳病，先下而不愈，因复发汗，以此❷表里俱虚，其人因致冒，冒家汗出自愈。所以然者，汗出表和故也。里未和❸，然后复下之。

太阳病未解，脉阴阳俱停，一作微。必先振栗汗出而解。但阳脉微者，先汗出而解，但阴脉❹微，一作尺脉实者。下之而解❺。若欲下之，宜调胃承气汤。四十六。用前第三十三方。一云：用大柴胡汤。

太阳病，发热汗出者，此为荣弱卫强，故使汗出，欲救邪风者，宜桂枝汤。四十七。方用前法。

伤寒五六日中风，往来寒热，胸胁苦满，嘿嘿不欲饮食，心烦喜呕，或胸中烦而不呕，或渴，或腹中痛，或胁下痞鞕，或心下悸、小便不利，或不渴、身有微热，或咳者，**小柴胡汤**主之。方四十八。

柴胡半斤　黄芩三两　人参三两　半夏半升，洗　甘草炙　生姜各三两，切　大枣十二枚，擘

上七味，以水一斗二升，煮取六升，去滓，再煎取三升，温服一升，日三服。若胸中烦而不呕者，去半夏、人参，加栝楼实一枚；若渴，去半夏，加人参合前成四两半、栝楼根四两；若腹中痛者，去黄芩，加芍药三两；若胁下痞鞕，去大枣，加牡蛎四两；若心下悸、小便不利者，去黄芩，加茯苓四两；若不渴，外有微热者，去人参，加桂枝三两，温覆微汗愈；若咳者，去人参、大枣、生姜，加五味子半升、干姜

---

❶　与禹余粮丸：《千金翼方》卷十无此五字。

❷　以此：《玉函》卷六、《脉经》卷七、《千金翼方》卷十均无"以此"二字。

❸　里未和：《脉经》卷七、《千金翼方》卷十均无此三字。

❹　脉：《脉经》卷七无。

❺　解：《脉经》卷七下"解"下有"属大柴胡汤证"六字。

二两。

　　血弱气尽，腠理开，邪气因入，与正气相搏，结于胁下。正邪分争，往来寒热，休作有时，嘿嘿不欲饮食。脏腑相连，其痛必下，邪高痛下，故使呕也，一云：脏腑相连，其病必下，胁膈中痛。小柴胡汤主之。服柴胡汤已，渴者，属阳明，以法治之。四十九。用前方。

　　得病六七日，脉迟浮弱，恶风寒，手足温。医二三下之，不能食，而胁下满痛，面目及身黄，颈项强，小便难者，与柴胡汤，后必下重。本渴饮水而呕者，柴胡汤不中与也，食谷者哕。

　　伤寒四五日，身热恶风，颈项强，胁下满，手足温而渴者，小柴胡汤主之。五十。用前方。

　　伤寒，阳脉涩，阴脉弦，法当腹中急痛，先与小建中汤，不差者，小柴胡汤主之。五十一。用前方

小建中汤方

　　桂枝三两，去皮　甘草二两，炙　大枣十二枚，擘　芍药六两　生姜三两，切　胶饴一升

　　上六味，以水七升，煮取三升，去滓，内❶饴，更上微火消解，温服一升，日三服。呕家不可用建中汤，以甜故也。

　　伤寒中风，有❷柴胡证，但见一证便是，不必悉具。凡柴胡汤病证而下之，若柴胡证不罢者，复与柴胡汤，必蒸蒸而振，却复❸发热汗出而解。

　　伤寒二三日，心中悸而烦者，小建中汤主之。五十二。用前第五十一方。

　　太阳病，过经十余日，反二三下之，后四五日，柴胡证仍在者，先与小柴胡。呕不止，心下急，一云：呕止小安。郁郁微烦者，为未解也，与**大柴胡汤**，下之则愈。方五十三。

　　柴胡半斤　黄芩三两　芍药三两　半夏半升，洗　生姜五两，切　枳实四枚，炙　大枣十二枚，擘

　　上七味，以水一斗二升，煮取六升，去滓，再煎❹，温服一升，日三服。

　　一方加大黄二两。若不加，恐不为大柴胡汤。

　　伤寒十三日不解，胸胁满而呕，日晡所发潮热，已而微利，此本柴胡证，下之以不得利，今反利者，知医以丸药下之，此非其治也。潮热者，实也，先宜服小柴胡汤以解外，后以**柴胡加芒消汤**主之。五十四。

　　柴胡二两十六铢　黄芩一两　人

---

❶　内：《玉函》卷七"内"下有"胶"字。

❷　有：《玉函》卷二"有"下"小"字。

❸　复：《玉函》卷二、《千金翼方》卷九并作"反"。

❹　煎：《玉函》卷七下有"取三升"。

参一两　甘草一两，炙　生姜一两，切　半夏二十铢❶，本云：五枚。洗　大枣四枚，擘　芒消二两

上八味，以水四升，煮取二升，去滓，内芒消，更煮微沸，分温再服，不解更作。臣亿等谨按：《金匮玉函》方中无芒消。别一方云：以水七升，下芒消二合，大黄四两，桑螵蛸五枚，煮取一升半，服五合，微下即愈。本云：柴胡再服，以解其外，余二升加芒消、大黄、桑螵蛸也。

伤寒十三日，过经谵（谵）语者，以❷有热也，当以汤下之。若小便利者，大便当鞕，而反下利，脉调和者，知医以丸药下之，非其治也。若自下利者，脉当微厥，今反和者，此为内实也，**调胃承气汤**主之。五十五。用前第三十三方。

太阳病不解，热结膀胱，其人如狂，血自下，下者愈。其外不解者，尚未可攻，当先解其外；外解已，但少腹急结者，乃可攻之，宜**桃核承气汤**。方五十六。后云：解外宜桂枝汤。

桃仁五十个，去皮尖　大黄四两　桂枝二两，去皮　甘草二两，炙　芒消二两

上五味，以水七升，煮取二升半，去滓，内芒消，更上火，微沸下火，先食温服五合，日三服，当微利。

伤寒八九日，下之，胸满烦惊，小便不利，谵（谵）语，一身尽重，不可转侧者，**柴胡加龙骨牡蛎汤**主之。方五十七。

柴胡四两　龙骨　黄芩　生姜切　铅丹　人参　桂枝去皮　茯苓各一两半　半夏二合半，洗　大黄二两　牡蛎一两半，熬　大枣六枚，擘

上十二味，以水八升，煮取四升，内大黄，切如棋子，更煮一两沸，去滓，温服一升。本云：柴胡汤今加龙骨等。

伤寒，腹满谵（谵）语，寸口脉浮而紧，此肝乘脾也，名曰纵，刺期门。五十八。

伤寒发热，啬啬恶寒，大渴欲饮水❸，其腹必满，自汗出，小便利，其病欲解，此肝乘肺也，名曰横，刺期门。五十九。

太阳病，二日反躁，凡熨其背，而大汗出，大热入胃，一作二日内，烧瓦熨背，大汗出，火气入胃。胃中水竭，躁烦必发谵（谵）语。十余日振栗自下利❹者，此为欲解也。故其汗从腰以下不得汗，欲小便不得，反呕，欲失溲，足下恶风，大便鞕，小便当数，而反不数，及不多，大便已，头卓然而痛，其人足心必热，

---

❶　二十铢：《玉函》卷七、《外台》卷一并作"五枚"。

❷　以：《玉函》卷二、《脉经》卷七、《千金翼方》卷九并作"内"。

❸　水：《玉函》卷二、《脉经》卷七作"酢浆"。《千金翼方》卷十作"㦰浆"。

❹　振栗自下利：《玉函》卷二、《脉经》卷七并作"振而反汗出者"。

谷气下流故也。

太阳病中风，以火劫发汗，邪风被火热，血气流溢，失其常度。两阳相熏灼，其身发黄。阳盛则欲衄，阴虚，小便难。阴阳俱虚竭，身体则枯燥，但头汗出，剂❶颈而还，腹满微喘，口干咽烂，或不大便，久则谵（谵）语，甚者至哕，手足躁扰，捻衣摸床。小便利者，其人可治。

伤寒脉浮，医以火迫劫之，亡阳必惊狂，卧起不安者，**桂枝去芍药加蜀漆牡蛎龙骨救逆汤**主之。方六十。

桂枝三两，去皮　甘草二两，炙　生姜三两，切　大枣十二枚，擘　牡蛎五两，熬　蜀漆三两，洗去腥　龙骨四两

上七味，以水一斗二升，先煮蜀漆，减二升，内诸药，煮取三升，去滓，温服一升。本云：桂枝汤今去芍药加蜀漆、牡蛎、龙骨。

形作伤寒，其脉不弦紧而弱。弱者必渴，被火必谵（谵）语。弱者发热脉浮，解之当汗出愈。

太阳病，以火熏之，不得汗，其人必躁，到经不解，必清血，名为火邪。

脉浮热甚，而反灸之，此为实，实以虚治，因火而动，必咽燥吐血。

微数之脉，慎不可灸，因火为邪，则为烦逆，追虚逐实，血散脉中，火气虽微，内攻有力，焦骨伤筋，血难复也。脉浮，宜以汗解，用火灸之，邪无从出，因火而盛，病从腰以下必重而痹，名火逆也。欲自解者，必当先烦，烦乃有汗而解。何以知之？脉浮故知汗出解。

烧针令其汗，针处被寒，核起而赤者，必发奔豚。气从少腹上冲心者，灸其核上各一壮，**与桂枝加桂汤**更加桂二两也。方六十一。

桂枝五两，去皮　芍药三两　生姜三两，切　甘草二两，炙　大枣十二枚，擘

上五味，以水七升，煮取三升，去滓，温服一升。本云：桂枝汤今加桂满五两。所以加桂者，以能泄奔豚气也。

火逆下之，因烧针烦躁者，**桂枝甘草龙骨牡蛎汤**主之。方六十二。

桂枝一两，去皮　甘草二两，炙　牡蛎二两，熬　龙骨二两

上四味，以水五升，煮取二升半，去滓，温服八合，日三服。

太阳伤寒者，加温针必惊也。

太阳病，当恶寒发热，今自汗出，反不恶寒发热，关上脉细数者，以医吐之过也。一二日吐之者，腹中饥，口不能食；三四日吐之者，不喜糜粥，欲食冷食，朝食暮吐。以医吐之所致也，此为小逆。

太阳病吐之，但太阳病当恶寒，今反不恶寒，不欲近衣，此为吐之

---

❶ 剂：通"齐"。

内烦也。

病人脉数，数为热，当消谷引食，而反吐者，此以发汗，令阳气微，膈气虚，脉乃数也。数为客热，不能消谷，以胃中虚冷，故吐也。

太阳病，过经十余日，心下嗢嗢❶欲吐，而胸中痛，大便反溏，腹微满，郁郁微烦。先此时自极吐下者，与调胃承气汤。若不尔者，不可与。但欲呕，胸中痛，微溏者，此非柴胡汤证，以呕故知极吐下也。**调胃承气汤**。六十三。用前第三十三方。

太阳病六七日，表证仍在，脉微而沉，反不结胸，其人发狂者，以热在下焦，少腹当鞭满，小便自利者，下血乃愈。所以然者，以太阳随经，瘀热在里故也，**抵当汤**主之。方六十四。

水蛭熬　虻虫各三十个。去翅足，熬
桃仁二十个，去皮尖　大黄三两，酒洗

上四味，以水五升，煮取三升，去滓，温服一升。不下更服。

太阳病身黄，脉沉结，少腹鞭，小便不利者，为无血也。小便自利，其人如狂者，血证谛也，抵当汤主之。六十五。用前方。

伤寒有热，少腹满，应小便不利，今反利者，为有血也，当下之，不可余药，宜**抵当丸**。方六十六。

水蛭二十个，熬　虻虫二十个，去翅足，熬　桃仁二十五个，去皮尖
大黄三两

上四味，捣分四丸，以水一升，煮一丸，取七合服之，晬时当下血，若不下者更服。

太阳病，小便利者，以饮水多，必心下悸；小便少者，必苦里急也。

---

❶　嗢嗢：原作"温温"，《玉函》卷四作"嗢嗢"。嗢嗢，反胃欲呕的声音。据改。《千金要方》卷九作"愠愠"。

卷 第 四

辨太阳病脉证并治下第七
（128～178）

合三十九法　方三十首

问曰：病有结胸，有脏结，其状何如？答曰：按之痛，寸脉浮，关脉沉，名曰结胸也。

何❶谓脏结？答曰：如结胸状，饮食如故，时时下利，寸脉浮，关脉小细沉紧，名曰脏结。舌上白胎滑者，难治。

脏结无阳证，不往来寒热❷，一云：寒而不热。其人反静，舌上胎滑者，不可攻也。

病发于阳，而反下之，热入因作结胸；病发于阴，而反下❸之，一作汗出。因作痞也。所以成结胸者，以下之太早故也。结胸者，项亦强，如柔痓（痉）❹状，下之则和，宜**大陷胸丸**。方一。

大黄半斤　葶苈子半升，熬　芒消半升　杏仁半升，去皮尖，熬黑

上四味，捣筛二味，内杏仁、芒消，合研如脂，和散，取如弹丸一枚，别捣甘遂末一钱匕，白蜜二合，水二升，煮取一升，温顿服之，一宿乃下，如不下，更服，取下为效。禁如药法。

结胸证，其脉浮大者，不可下，下之则死。

结胸证悉具，烦躁者亦死。

太阳病，脉浮而动数，浮则为风，数则为热，动则为痛，数则为虚，头痛发热，微盗汗出，而反恶寒者，表未解也。医反下之，动数变迟，膈内拒痛❺，一云：头痛即眩。胃中空虚，客气动膈，短气躁烦，心中懊侬，阳气内陷，心下因鞕，则为结胸，**大陷胸汤**主之。若不结胸，但头汗出，余处无汗，剂颈而还，小便不利，身必发黄。大陷胸汤。方二。

---

❶　何：《玉函》卷三"何"上有"问曰"二字，与文例合。

❷　不往来寒热：《脉经》卷七作"寒而不热"。

❸　下：《千金翼方》卷九作"汗"。

❹　痓（痉）：《玉函》卷三作"痉"。为是。

❺　膈内拒痛：《脉经》卷七、《千金翼方》卷九并作"头痛即眩"。

大黄六两去皮❶　芒消一升　甘遂❷一钱匕

上三味，以水六升，先煮大黄取二升，去滓，内芒消，煮一两沸，内甘遂末，温服一升，得快利，止后服。

伤寒六七日，结胸热实，脉沉而紧，心下痛，按之石鞭者，大陷胸汤主之。三。用前第二方。

伤寒十余日，热结在里，复往来寒热者，与大柴胡汤；但结胸，无大热者，此为水结在胸胁也，但头微汗出者，大陷胸汤主之。四。用前第二方。

大柴胡汤方

柴胡半斤　枳实四枚，炙　生姜五两，切　黄芩三两　芍药三两　半夏半升，洗　大枣十二枚，擘

上七味，以水一斗二升，煮取六升，去滓，再煎，温服一升，日三服。一方加大黄二两，若不加，恐不名大柴胡汤。

太阳病，重发汗而复下之，不大便五六日，舌上燥❸而渴，日晡所❹小有潮热，一云：日晡所发，心胸大烦。从心下至少腹鞭满而痛，不可近者，大陷胸汤主之。五。用前第二方。

小结胸病，正在心下，按之则痛，脉浮滑者，**小陷胸汤**主之。方六。

黄连一两　半夏半升，洗　栝楼实大者一枚

上三味，以水六升，先煮栝楼，取三升，去滓，内诸药，煮取二升，去滓，分温三服。

太阳病，二三日，不能卧，但欲起，心下必结，脉微弱者，此本有寒分❺也。反下之，若利止，必作结胸；未止者，四日复下之；此作协热利也。

太阳病，下之，其脉促，一作纵。不结胸者，此为欲解也。脉浮者，必结胸。脉紧者，必咽痛。脉弦者，必两胁拘急。脉细数者，头痛未止。脉沉紧者，必欲呕。脉沉滑者，协热利。脉浮滑者，必下血。

病在阳❻，应以汗解之，反以冷❼水潠之，若灌之，其热被劫不得去，弥更益烦，肉❽上粟起，意欲饮水，反不渴者，服文蛤散；若不差者，与五苓散。寒实结胸，无热证

---

❶　去皮：《千金翼方》卷九无"去皮"二字。

❷　甘遂：《千金翼方》卷九、《外台》卷二"甘遂"下有"末"字。为是。

❸　燥：《千金要方》卷九作"干"。义胜。

❹　所：《玉函》卷三无。

❺　分：《玉函》卷三、《脉经》卷七、《千金翼方》卷九均无。

❻　阳：《外台》卷二"阳"上有"太"字。义胜。

❼　冷：《脉经》卷七、《千金翼方》卷九均无。

❽　肉：《玉函》卷三、《脉经》卷七并作"皮"。

者，与三物小陷胸汤❶。用前第六方。

白散亦可服❷。七。一云：与三物小白散。

文蛤散方

文蛤五两

上一味为散，以沸汤和一方寸匕服，汤用五合。

五苓散方

猪苓十八铢，去黑皮　白术十八铢　泽泻一两六铢　茯苓十八铢　桂枝半两，去皮

上五味为散，更于臼中治之，白饮和方寸匕服之，日三服，多饮暖水，汗出愈。

白散方

桔梗三分　巴豆一分，去皮心，熬黑研如脂　贝母三分

上三味❸为散，内巴豆，更于臼中杵之，以白饮和服，强人半钱匕，羸者减之。病在膈上必吐，在膈下必利，不利进热粥一杯，利过不止，进冷粥一杯。身热皮粟不解，欲引衣自覆，若以水潠之，洗之，益令热却不得出，当汗而不汗则烦，假令汗出已，腹中痛，与芍药三两如上法。

太阳与少阳并病，头项强痛，或眩冒，时如结胸，心下痞鞕者，当刺大椎第一间、肺俞、肝俞，慎不可发汗；发汗则谵（谵）语，脉

弦。五日谵（谵）语不止，当刺期门。八。

妇人中风，发热恶寒，经水适来，得之七八日，热除而脉迟身凉。胸胁下满，如结胸状，谵（谵）语者，此为热入血室也，当刺期门，随其实❹而取之。九。

妇人中风，七八日续得寒热，发作有时，经水适断者，此为热入血室，其血必结，故使如疟状，发作有时，**小柴胡汤**主之。方十。

柴胡半斤　黄芩三两　人参三两　半夏半升，洗　甘草三两　生姜三两，切　大枣十二枚，擘

上七味，以水一斗二升，煮取六升，去滓，再煎取三升，温服一升，日三服。

妇人伤寒，发热，经水适来，昼日明了，暮则谵（谵）语，如见鬼状者，此为热入血室，无犯胃气，及上二焦，必自愈。十一。

伤寒六七日，发热微恶寒，支节烦疼，微呕，心下支结，外证未去者，**柴胡桂枝汤**主之。方十二。

桂枝去皮❺　黄芩一两半　人参

---

❶ 与三物小陷胸汤：《玉函》卷三、《千金翼方》卷九下并作"与三物白散"。是。

❷ 白散亦可服：《玉函》卷三、《千金翼方》卷九均无此五字。是。

❸ 味：《千金翼方》卷九"味"下有"捣"。

❹ 实：《玉函》卷三、《脉经》卷七、《千金翼方》卷九"实"上均有"虚"字。

❺ 去皮：《玉函》卷七作"一两半"。

一两半　甘草一两，炙　半夏二合半，洗　芍药一两半　大枣六枚，擘　生姜一两半，切　柴胡四两

上九味，以水七升，煮取三升，去滓，温服一升。本云：人参汤，作如桂枝法，加半夏、柴胡、黄芩，复如柴胡法。今用人参作半剂。

伤寒五六日，已发汗而复下之，胸胁满，微结，小便不利，渴而不呕，但头汗出，往来寒热，心烦者，此为未解也，**柴胡桂枝干姜汤**主之。方十三。

柴胡半斤　桂枝三两，去皮　干姜二两　栝楼根四两　黄芩三两　牡蛎二两，熬　甘草二两，炙

上七味，以水一斗二升，煮取六升，去滓，再煎取三升，温服一升，日三服，初服微烦，复服汗出便愈。

伤寒五六日，头汗出，微恶寒，手足冷，心下满，口不欲食，大便鞕，脉细者，此为阳微结，必有表，复有里也。脉沉，亦在里也，汗出为阳微，假令纯阴结，不得复有外证，悉入在里，此为半在里半在外也。脉虽沉紧，不得为少阴病，所以然者，阴不得有汗，今头汗出，故知非少阴也，可与小柴胡汤。设不了了者，得屎而解。十四。用前第十方。

伤寒五六日，呕而发热者，柴胡汤证具，而以他药下之，柴胡证仍在者，复与柴胡汤。此虽已下之，不为逆，必蒸蒸而振，却发热汗出而解。若心下满而鞕痛者，此为结胸也，大陷胸汤主之。但满而不痛者，此为痞，柴胡不中与之，宜**半夏泻心汤**。方十五。

半夏半升，洗　黄芩　干姜　人参　甘草炙。各三两　黄连一两　大枣十二枚，擘

上七味，以水一斗，煮取六升，去滓，再煎取三升，温服一升，日三服。须大陷胸汤者，方用前第二法。一方用半夏一升

太阳少阳并病，而反下之，成结胸，心下鞕，下利不止，水浆不下，其人心烦。

脉浮而紧，而复❶下之，紧反入里，则作痞，按之自濡，但气痞耳。

太阳中风，下利呕逆，表解者，乃可攻之。其人漐漐汗出，发作有时，头痛，心下痞鞕满，引胁下痛，干呕短气，汗出不恶寒者，此表解里未和也，**十枣汤**主之。方十六。

芫花熬　甘遂　大戟

上三味等分，各别捣为散，以水一升半，先煮大枣肥者十枚，取八合，去滓，内药末，强人服一钱匕，羸人服半钱，温服之，平旦服。若下少，病不除者，明日更服，加半钱。得快下利后，糜粥自养。

太阳病，医发汗，遂发热恶寒，因复下之，心下痞，表里俱虚，阴

───────

❶　复：《玉函》卷二作"反"。

阳气并竭，无阳则阴独，复加烧针，因胸烦，面色青黄，肤瞤者，难治；今色微黄，手足温者，易愈。

心下痞，按之濡，其脉关上浮者，**大黄黄连❶泻心汤**主之。方十七。

大黄二两　黄连一两

上二味，以麻沸汤二升，渍之须臾，绞去滓，分温再服。臣亿等看详大黄黄连泻心汤，诸本皆二味，又后附子泻心汤，用大黄、黄连、黄芩、附子，恐是前方中亦有黄芩，后但加附子也，故后云附子泻心汤，本云：加附子也。

心下痞，而复恶寒汗出者，**附子泻心汤**主之。方十八。

大黄二两　黄连一两　黄芩一两　附子一枚，炮，去皮，破，别煮取汁。

上四味，切三味，以麻沸汤二升渍之，须臾，绞去滓，内附子汁，分温再服。

本以下之，故心下痞，与泻心汤。痞不解，其人渴而口燥烦，小便不利者，五苓散主之。十九。一方云：忍之一日乃愈。用前第七证方。

伤寒汗出解之后，胃中不和，心下痞鞕，干噫食臭，胁下有水气，腹中雷鸣，下利者，**生姜泻心汤**主之。方二十。

生姜四两，切　甘草三两，炙　人参三两　干姜一两　黄芩三两　半夏半升，洗　黄连一两　大枣十二枚，擘

上八味，以水一斗，煮取六升，去滓，再煎取三升，温服一升，日三服。附子泻心汤，本云加附子。半夏泻心汤，甘草泻心汤，同体别名耳。生姜泻心汤，本云理中人参黄芩汤，去桂枝、术，加黄连并泻肝法。

伤寒中风，医反下之，其人下利日数十行，谷不化，腹中雷鸣，心下痞鞕而满，干呕心烦不得安，医见心下痞，谓病不尽，复下之，其痞益甚，此非结热，但以胃中虚，客气上逆，故使鞕也，**甘草泻心汤**主之。方二十一。

甘草四两，炙　黄芩三两　干姜三两　半夏半升，洗　大枣十二枚，擘❷　黄连一两

上六味，以水一斗，煮取六升，去滓，再煎取三升，温服一升，日三服。臣亿等谨按，上生姜泻心汤法。本云理中人参黄芩汤，今详泻心以疗痞，痞气因发阴而生，是半夏、生姜、甘草泻心三方，皆本于理中也，其方必各有人参，今甘草泻心中无者，脱落之也。又按《千金》并《外台秘要》，治伤寒食用此方皆有人参，知脱落无疑。

伤寒服汤药，下利不止，心下

---

❶ 黄连：《玉函》卷八无"黄连"二字。

❷ 擘：《千金翼方》卷九"擘"下有"一方有人参三两"。《金匮要略·百合狐惑阴阳毒病脉证治》甘草泻心汤有"人参"。"人参"脱，当补。

痞鞕。服泻心汤已，复以他药下之，利不止，医以理中与之，利益甚。理中者，理中焦，此利在下焦，**赤石脂禹余粮汤**主之。复不止者，当利其小便。赤石脂禹余粮汤。方二十二。

赤石脂一斤，碎　太一❶禹余粮一斤，碎

上二味，以水六升，煮取二升，去滓，分温三服。

伤寒吐下后，发汗，虚烦，脉甚微，八九日心下痞鞕，胁下痛，气上冲咽喉，眩冒，经脉动惕者，久而成痿。

伤寒发汗，若吐若下，解后心下痞鞕，噫气不除者，**旋覆代赭❷汤**主之。方二十三。

旋覆花三两　人参二两　生姜五两　代赭❷一两　甘草三两，炙　半夏半升，洗　大枣十二枚，擘

上七味，以水一斗，煮取六升，去滓，再煎取三升。温服一升，日三服。

下❸后不可更行桂枝汤，若汗出而喘，无大热者，可与**麻黄杏子甘草石膏汤**。方二十四。

麻黄四两　杏仁五十个，去皮尖　甘草二两，炙　石膏半斤，碎，绵裹

上四味，以水七升，先煮麻黄，减二升，去白沫，内诸药，煮取三升，去滓，温服一升。本云：黄耳杯。

太阳病，外证未除，而数下之，遂协热而利，利下不止，心下痞鞕，表里不解者，**桂枝人参汤**主之。方二十五。

桂枝四两，别切　甘草四两，炙　白术三两　人参三两　干姜三两

上五味，以水九升，先煮四味，取五升❹，内桂，更煮取三升，去滓，温服一升，日再夜一服。

伤寒大下后，复发汗，心下痞，恶寒者，表未解也。不可攻痞，当先解表，表解乃可攻痞。解表宜桂枝汤，攻痞宜大黄黄连泻心汤。二十六。泻心汤用前第十七方。

伤寒发热，汗出不解，心中❺痞鞕，呕吐而下利者，大柴胡汤主之。二十七。用前第四方。

病如桂枝证，头不痛，项不强，寸脉微浮，胸中痞鞕，气上冲喉咽，不得息者，此为胸有寒也。当吐之，宜**瓜蒂散**。方二十八。

瓜蒂一分，熬　黄赤小豆一分

上二味，各别捣筛，为散已，合治之，取一钱匕❻，以香豉一合，用热汤七合，煮作稀糜，去滓，取汁和散，温顿服之。不吐者，少少

---

❶ 太一：《玉函》卷八无"太一"二字。

❷ 赭：《玉函》卷三"赭"下有"石"字。

❸ 下：《玉函》卷三、《脉经》卷七"下"上有"大"。

❹ 升：《玉函》卷八"升"下有"去滓"二字。

❺ 中：《玉函》卷三作"下"。

❻ 一钱匕：《千金翼方》作"半钱匕"。

加，得快吐乃止。诸亡血虚家，不可与瓜蒂散。

病胁下素有痞，连在脐旁，痛引少腹，入阴筋者，此名脏结，死。二十九。

伤寒若吐若下后，七八日不解，热结在里，表里俱热，时时恶风，大渴，舌上干燥而烦，欲饮水数升者，**白虎加人参汤**主之。方三十。

知母六两　石膏一斤，碎　甘草二两，炙　人参二两　粳米六合

上五味，以水一斗，煮米熟汤成，去滓，温服一升，日三服。此方立夏后，立秋前乃可服。立秋后不可服。正月、二月、三月尚凛冷，亦不可与服之，与之则呕利而腹痛。诸亡血虚家亦不可与，得之则腹痛利者，但可温之，当愈。

伤寒无大热，口燥渴，心烦，背微恶寒者，白虎加人参汤主之。三十一。用前方。

伤寒脉浮，发热无汗，其表不解，不可与白虎汤。渴欲饮水，无表证者，白虎加人参汤主之。三十二。用前方。

太阳少阳并病，心下鞕❶，颈项强而眩者，当刺大椎、肺俞、肝俞，慎勿下之。三十三。

太阳与少阳合病，自下利者，与黄芩汤；若呕者，黄芩加半夏生姜汤主之。三十四。

黄芩汤方

黄芩三两　芍药二两　甘草二两，炙　大枣十二枚，擘

上四味，以水一斗，煮取三升，去滓，温服一升，日再夜一服。

黄芩加半夏生姜汤方

黄芩三两　芍药二两　甘草二两，炙　大枣十二枚，擘　半夏半升，洗　生姜一两半，一方三两，切

上六味，以水一斗，煮取三升，去滓，温服一升，日再夜一服。

伤寒胸中有热，胃中有邪气，腹中痛，欲呕吐者，**黄连汤**主之。方三十五。

黄连三两　甘草三两，炙　干姜三两　桂枝三两，去皮　人参二两　半夏半升，洗　大枣十二枚，擘

上七味，以水一斗，煮取六升，去滓，温服，昼三夜二。疑非仲景方❷。

伤寒八九日，风湿相搏，身体疼烦❸，不能自转侧，不呕，不渴，脉浮虚而涩者，桂枝附子汤主之。若其人大便鞕，一云：脐下心下鞕。小便自利者，去桂加白术汤主之。三十六。

----

❶ 鞕：同硬。坚也。《玉函》卷三、《千金翼方》卷九作"痞坚"。

❷ 疑非仲景方：《玉函》卷八、《千金翼方》卷九均无此五字。

❸ 烦：《脉经》卷八作"痛"。

桂枝附子汤方

桂枝四两，去皮　附子三枚，炮，去皮，破　生姜二两，切　大枣十二枚，擘　甘草二两，炙

上五味，以水六升，煮取二升，去滓，分温三服。

去桂加白术汤 ❶方

附子三枚，炮，去皮，破　白术四两　生姜三两，切　甘草二两，炙　大枣十二枚，擘

上五味，以水六升，煮取二升，去滓，分温三服。初一服，其人身如痹，半日许复服之，三服都尽，其人如冒状，勿怪，此以附子、术，并走皮内，逐水气未得除，故使之耳。法当加桂四两，此本一方二法，以大便鞕，小便自利，去桂也；以大便不鞕，小便不利，当加桂。附子三枚恐多也，虚弱家及产妇，宜减服之。

风湿相搏，骨节疼烦，掣痛不得屈伸，近之则痛剧，汗出短气，小便不利，恶风不欲去衣，或身微肿者，**甘草附子汤**主之。方三十七。

甘草二两，炙　附子二枚，炮，去皮，破　白术二两　桂枝四两，去皮

上四味，以水六升，煮取三升，去滓，温服一升，日三服。初服得微汗则解，能食，汗止❷复烦者，将服五合，恐一升多者，宜服六七合为始❸。

伤寒脉浮滑，此以表有热，里有寒，**白虎汤**主之。方三十八。

知母六两　石膏一斤，碎　甘草二两，炙　粳米六合

上四味，以水一斗，煮米熟汤成，去滓，温服一升，日三服。臣亿等谨按前篇云，热结在里，表里俱热者，白虎汤主之。又云其表不解，不可与白虎汤。此云脉浮滑，表有热，里有寒者，必表里字差矣。又阳明一证云，脉浮迟，表热里寒，四逆汤主之。又少阴一证云，里寒外热，通脉四逆汤主之。以此表里自差，明矣。《千金翼》云白通汤。非也。

伤寒脉结代，心动悸，**炙甘草汤**主之。方三十九。

甘草四两，炙　生姜三两，切　人参二两　生地黄一斤　桂枝三两，去皮　阿胶二两　麦门冬半升，去心　麻仁半升　大枣三十枚，擘

上九味，以清酒七升，水八升，先煮八味取三升，去滓，内胶烊消尽，温服一升，日三服。一名复脉汤。

脉按之来缓，时一止复来者，名曰结。又脉来动而中止，更来小数，中有还者反动名曰结，阴也。脉来动而中止，不能自还，因而复动者，名曰代，阴也。得此脉者必难治。

---

❶　去桂加白术汤：《脉经》卷八、《千金翼方》卷九并作"术附子汤"。《玉函》卷八作"术附汤"。

❷　止：《金匮要略·痓（痉）湿暍病脉证治》作"出"。

❸　始：《金匮要略·痓（痉）湿暍病脉证治》作"妙"。

卷 第 五

辨阳明病脉证并治第八
（179～262）

合四十四法　方一十首一方附
并见阳明少阳合病法

问曰：病有太阳阳明，有正阳阳明，有少阳阳明，何谓也？答曰：太阳阳明者，脾约一云络。是也；正阳阳明者，胃家实是也；少阳阳明者，发汗利小便已，胃中燥烦实❶，大便难是也。

阳明之为病，胃家实❷一作寒。是也。

问曰：何缘得阳明病？答曰：太阳病，若发汗，若下，若利小便，此亡津液，胃中干燥，因转属阳明。不更衣，内实，大便难者，此名阳明❸也。

问曰：阳明病外证云何？答曰：身热，汗自出，不恶寒，反恶热也。

问曰：病有得之一日，不发热而恶寒者，何也？答曰：虽得之一日，恶寒将自罢，即自汗出而恶热也。

问曰：恶寒何故自罢？答曰：阳明居中，主土也，万物所归，无所复传，始虽恶寒，二日自止，此为阳明病也。

本太阳初得病时，发其汗，汗先出不彻，因转属阳明也。伤寒发热无汗，呕不能食，而反汗出濈濈然者，是转属阳明也。

伤寒三日，阳明脉大。

伤寒脉浮而缓，手足自温者，是为系在太阴。太阴者，身当发黄，若小便自利者，不能发黄。至七八日大便鞕者，为阳明病也。

伤寒转❹系阳明者，其人濈❺然微汗出也。

阳明中风，口苦咽干，腹满微喘，发热恶寒，脉浮而紧，若下之，则腹满小便难也。

阳明病，若能食，名中风；不

---

❶　烦实：《玉函》卷三、《千金翼方》卷九均无"烦实"二字。

❷　实：《千金翼方》卷九作"寒"。

❸　明：《玉函》卷三、《千金翼方》卷九"明"下并有"病"字，与文例合。

❹　转：《千金翼方》卷九作"传"。

❺　濈：《玉函》卷三作"濈濈"。

能食，名中寒。

阳明病，若中寒者，不能食，小便不利，手足濈然汗出，此欲作固瘕，必大便初鞕后溏。所以然者，以胃中冷，水谷不别故也。

阳明病，初欲食，小便反不利，大便自调，其人骨节疼，翕翕如有热状，奄然发狂，濈然汗出而解者，此水不胜谷气，与汗共并，脉紧则愈。

阴明病欲解时，从申至戌上❶。

阳明病，不能食，攻其热必哕，所以然者，胃中虚冷故也。以其人本虚，攻其热必哕。

阳明病，脉迟，食难用饱，饱则微烦头眩，必小便难，此欲作谷瘅。虽下之，腹满如故，所以然者，脉迟故也。

阳明病，法❷多汗，反无汗，其身如虫行皮中状者，此以久虚故也。

阳明病，反无汗，而小便利，二三日呕而咳，手足厥者，必苦头痛。若不咳不呕，手足不厥者，头不痛。一云冬阳明。

阳明病，但头眩，不恶寒，故能食而咳，其人咽必痛。若不咳者，咽不痛。一云冬阳明。

阳明病，无汗，小便不利，心中懊侬者，身必发黄。

阳明病，被火，额上微汗出，而小便不利者，必发黄。

阳明病，脉浮而紧者，必潮热，发作有时。但浮者，必盗汗出。

阳明病，口燥，但欲漱水，不欲咽者，此必衄。

阳明病，本自汗出，医更重发汗，病已差，尚微烦不了了者，此必大便鞕故也。以亡津液，胃中干燥，故令大便鞕。当问其小便日几行，若本小便日三四行，今日再行，故知大便不久出。今为小便数少，以津液当还入胃中，故知不久必大便也。

伤寒呕多，虽有阳明证，不可攻之。

阳明病，心下鞕满者，不可攻之。攻之利遂不止者死，利止者愈。

阳明病，面合色赤，不可攻之，必❸发热。色黄者，小便不利也。

阳明病，不吐不下，心❹烦者，可与**调胃承气汤**。方一。

甘草二两，炙　芒消半升　大黄四两，清酒洗

上三味，切，以水三升，煮二物至一升，去滓，内芒消，更上微火一二沸，温顿服之，以调胃气。

阳明病，脉迟，虽汗出不恶寒者，其身必重，短气腹满而喘，有潮热者，此外欲解，可攻里也。手

---

❶ 至戌上：《玉函》卷三、《千金翼方》卷九并作"尽戌"。

❷ 法：《玉函》卷三、《千金翼方》卷九并作"当"。

❸ 必：《玉函》卷三"必"上有"攻之"。

❹ 心：《玉函》卷三、《千金翼方》卷九并作"而"。

足濈然汗出者，此大便已鞕也，大承气汤主之；若汗多，微发热恶寒者，外未解也❶，一法与桂枝汤。其热不潮，未可与承气汤；若腹大满不通者，可与小承气汤，微和胃气，勿令至大泄下。**大承气汤**。方二。

大黄四两，酒洗　厚朴半斤，炙，去皮　枳实五枚，炙　芒消三合

上四味，以水一斗，先煮二物，取五升，去滓，内大黄，更煮取二升，去滓，内芒消，更上微火一两沸，分温再服，得下余勿服。

小承气汤方

大黄四两　厚朴二两，炙，去皮　枳实三枚，大者，炙

上三味，以水四升，煮取一升二合，去滓，分温二服。初服汤当更衣，不尔者，尽饮之，若更衣者，勿服之。

阳明病，潮热，大便微鞕者，可与大承气汤，不鞕者不可与之。若不大便六七日，恐有燥屎，欲知之法，少与小承气汤，汤入腹中，转失❷气者，此有燥屎也，乃可攻之。若不转失气者，此但初头鞕，后必溏，不可攻之，攻之必胀满不能食也。欲饮水者，与水则哕。其后发热❸者，必大便复鞕而少也，以小承气汤和之。不转失气者，慎不可攻也。小承气汤。三。用前第二方。

夫实则谵⸢严⸣（谵）语，虚则郑声。

郑声者，重语也。直视谵⸢严⸣（谵）语，喘满者死，下利者亦死。

发汗多，若重发汗者，亡其阳，谵⸢严⸣（谵）语。脉短者死，脉自和者不死。

伤寒若吐若下后不解，不大便五六日，上至十余日，日晡所发潮热，不恶寒，独语如见鬼状。若剧者，发则不识人，循衣摸床❹，惕而不安，一云：顺衣妄撮，怵惕不安。微喘直视，脉弦者生，涩者死。微者，但发热谵⸢严⸣（谵）语者，大承气汤主之。若一服利，则止后服。四。用前第二方。

阳明病，其人多汗，以津液外出，胃中燥，大便必鞕，鞕则谵⸢严⸣（谵）语；小承气汤主之；若一服谵⸢严⸣（谵）语止者，更莫复服。五。用前第二方。

阳明病，谵⸢严⸣（谵）语发潮热，脉滑而疾者，小承气汤主之。因与承气汤一升，腹中转气者，更服一升，若不转气者，勿更与之。明日又不大便，脉反微涩者，里虚也，为难治，不可更与承气汤也。六。用前第二方。

阳明病，谵⸢严⸣（谵）语有潮热，

---

❶ 也：《千金要方》卷九、《外台》卷一"也"下并有"桂枝汤主之"五字。

❷ 失：《玉函》卷三作"矢"。后同。

❸ 热：《玉函》卷三"热"前有 "潮"字。

❹ 摸床：《玉函》卷三作"撮空"，《脉经》卷七作"妄撮"。

反不能食者，胃中❶必有燥屎五六枚也；若能食者，但鞕耳，宜大承气汤下之。七。用前第二方。

阳明病，下血谵（谵）语者，此为热入血室，但头汗出者，刺期门，随其实而泻之，濈然汗出则愈。

汗汗一作卧。出谵（谵）语者，以有燥屎在胃中，此为风也。须下者，过经乃可下之。下之若早，语言必乱，以表虚里实故也。下之愈，宜大承气汤。八。用前第二方。一云大柴胡汤。

伤寒四五日，脉沉而喘满，沉为在里，而反发其汗，津液越出，大便为难，表虚里实，久则谵（谵）语。

三阳合病，腹满身重，难以转侧，口不仁，面垢，又作枯。一云向经。谵（谵）语遗尿。发汗则谵（谵）语。下之则额上生汗，手足逆冷。若自汗出者，**白虎汤**主之。方九。

知母六两　石膏一斤，碎　甘草二两，炙　粳米六合

上四味，以水一斗，煮米熟汤成，去滓。温服一升，日三服。

二阳并病，太阳证罢，但发潮热，手足漐漐汗出，大便难而谵（谵）语者，下之则愈，宜大承气汤。十。用前第二方。

阳明病，脉浮而紧，咽燥口苦，腹满而喘，发热汗出，不恶寒反恶热，身重。若发汗则躁，心愦愦公对切。反谵（谵）语。若加温

针，必怵惕烦躁不得眠。若下之，则胃中空虚，客气动膈，心中懊憹，舌上胎者，**栀子豉汤**主之。方十一。

肥栀子十四枚，擘　香豉四合，绵裹

上二味，以水四升，煮栀子取二升半，去滓，内豉，更煮取一升半，去滓。分二服，温进一服，得快吐者，止后服。

若渴欲饮水，口干舌燥者，**白虎加人参汤**主之。方十二。

知母六两　石膏一斤，碎　甘草二两，炙　粳米六合　人参三两

上五味，以水一斗，煮米熟汤成，去滓，温服一升，日三服。

若脉浮发热，渴欲饮水，小便不利者，**猪苓汤**主之。方十三。

猪苓去皮　茯苓　泽泻　阿胶　滑石碎。各一两

上五味，以水四升，先煮四味，取二升，去滓，内阿胶烊消，温服七合，日三服。

阳明病，汗出多而渴者，不可与猪苓汤，以汗多胃中燥，猪苓汤复利其小便故也。

脉浮而迟，表热里寒，下利清谷者，**四逆汤**主之。方十四。

甘草二两，炙　干姜一两半　附子一枚，生用，去皮，破八片

---

❶　胃中：《玉函》卷三、《脉经》卷七、《千金翼方》卷九均无"胃中"二字，疑衍。

上三味，以水三升，煮取一升二合，去滓，分温二服。强人可大附子一枚、干姜三两。

若❶胃中虚冷，不能食者，饮水则哕。

脉浮发热，口干鼻燥，能食者则衄。

阳明病，下之，其外有热，手足温，不结胸，心中懊憹，饥不能食，但头汗出者，栀子豉汤主之。十五。用前第十一方。

阳明病，发潮热，大便溏，小便自可，胸胁满不去者，与**小柴胡汤**。方十六。

柴胡半斤　黄芩三两　人参三两　半夏半升，洗　甘草三两，炙　生姜三两，切　大枣十二枚，擘

上七味，以水一斗二升，煮取六升，去滓，再煎取三升。温服一升，日三服。

阳明病，胁下鞕满，不大便而呕，舌上白胎者，可与小柴胡汤，上焦得通，津液得下，胃气因和，身濈然汗出而解。十七。用上方。

阳明中风，脉弦浮大而短气，腹都满，胁下及心痛，久按之气不通，鼻干不得汗，嗜卧，一身及目悉黄，小便难，有潮热，时时哕，耳前后肿，刺之小差，外不解，病过十日，脉续浮者，与小柴胡汤。十八。用上方。

脉但浮，无余证者，与麻黄汤。若不尿，腹满加哕者，不治。**麻黄汤**。方十九。

麻黄三两，去节　桂枝二两，去皮　甘草一两，炙　杏仁七十个，去皮尖

上四味，以水九升，煮麻黄，减二升，去白沫，内诸药，煮取二升半，去滓。温服八合，覆取微似汗。

阳明病，自汗出，若发汗，小便自利者，此为津液内竭，虽鞕不可攻之，当须自欲大便，宜蜜煎导而通之。若土瓜根及大猪胆汁，皆可为导。二十。

蜜煎方

食蜜七合

上一味，于铜器内，微火煎，当须凝如饴状，搅之勿令焦著，欲可丸，并手捻作挺，令头锐，大如指，长二寸许。当热时急作，冷则鞕。以内谷道中，以手急抱，欲大便时乃去之。疑非仲景意，已试甚良❷。

又大猪胆一枚，泻汁，和少许法醋，以灌谷道内，如一食顷，当大便出宿食恶物，甚效。

阳明病，脉迟，汗出多，微恶寒者，表未解也，可发汗，宜**桂枝汤**。二十一。

---

❶　若：《脉经》卷七"若"上有"阳明病"三字。

❷　疑非仲景意已试甚良：《玉函》卷八、《千金翼方》卷九均无此九字。

桂枝三两，去皮 芍药三两 生姜三两 甘草二两，炙 大枣十二枚，擘

上五味，以水七升，煮取三升，去滓，温服一升，须臾，歠热稀粥一升，以助药力取汗。

阳明病，脉浮，无汗而喘者，发汗则愈，宜麻黄汤。二十二。用前第十九方。

阳明病，发热汗出者，此为热越，不能发黄也。但头汗出，身无汗，剂❶颈而还，小便不利，渴引水浆者，此为瘀热在里，身必发黄，**茵陈蒿汤**主之。方二十三。

茵陈蒿六两 栀子十四枚，擘 大黄二两，去皮

上三味，以水一斗二升，先煮茵陈减六升，内二味，煮取三升，去滓，分❷三服。小便当利，尿如皂荚汁状，色正赤，一宿腹减，黄从小便去也。

阳明证，其人喜忘者，必有畜血。所以然者，本有久瘀血，故令喜忘。屎虽鞕，大便反易，其色必黑者，宜**抵当汤**下之。方二十四。

水蛭熬 虻虫去翅足，熬。各三十个 大黄三两，酒洗 桃仁二十个，去皮尖及两人者

上四味，以水五升，煮取三升，去滓，温服一升，不下更服。

阳明病，下之，心中懊侬而烦，胃中有燥屎者，可攻。腹微满，初头鞕，后必溏，不可攻之。若有燥屎者，宜大承气汤。二十五。用前第二方。

病人不大便五六日，绕脐痛，烦躁，发作有时者，此有燥屎，故使不大便也。

病人烦热，汗出则解，又如疟状，日晡所发热者，属阳明也。脉实者，宜下之；脉浮虚者，宜发汗。下之与大承气汤，发汗宜桂枝汤。二十六。大承气汤用前第二方。桂枝汤用前第二十一方。

大下后，六七日不大便，烦不解，腹满痛者，此有燥屎也。所以然者，本有宿食故也，宜大承气汤。二十七。用前第二方。

病人小便不利，大便乍难乍易，时有微热，喘冒❸一作怫郁。不能卧者，有燥屎也，宜大承气汤。二十八。用前第二方。

食谷欲呕，属阳明也，**吴茱萸汤**主之。得汤反剧者，属上焦也。吴茱萸汤。方二十九。

吴茱萸一升，洗 人参三两 生姜六两，切 大枣十二枚，擘

上四味，以水七升，煮取二升，去滓，温服七合，日三服。

太阳病，寸缓关浮尺弱，其人发热汗出，复恶寒，不呕，但心下痞

---

❶ 剂：《说文》："剂，齐也。"《玉函》卷三、《脉经》卷七、《千金翼方》卷九作"齐"。

❷ 分：《玉函》卷三"分"下有"温"字。

❸ 喘冒：《千金翼方》卷九作"怫郁"。

者，此以医下之也。如其不下者，病人不恶寒而渴者，此转属阳明也。小便数者，大便必鞕，不更衣十日，无所苦也。渴欲饮水，少少与之，但以法救之。渴者，宜**五苓散**。方三十。

猪苓去皮　白术　茯苓各十八铢　泽泻一两六铢　桂枝半两，去皮

上五味，为散，白饮和服方寸匕，日三服。

脉阳微而汗出少者，为自和一作如。也，汗出多者，为太过。阳脉实，因发其汗，出多者，亦为太过。太过者，为阳绝于里，亡津液，大便因鞕也。

脉浮而芤，浮为阳，芤为阴，浮芤相搏，胃气生热，其阳则绝。

趺阳脉浮而涩，浮则胃气强，涩则小便数，浮涩相搏，大便则鞕，其脾为约，**麻子仁丸**主之。方三十一。

麻子仁二升　芍药半斤　枳实半斤，炙　大黄一斤，去皮　厚朴一尺，炙，去皮　杏仁一升，去皮尖，熬，别作脂

上六味，蜜和丸如梧桐子大，饮服十丸，日三服，渐加，以知为度。

太阳病三日，发汗不解，蒸蒸发热者，属胃也，**调胃承气汤**主之。三十二。用前第一方。

伤寒吐后，腹胀满者，与调胃承气汤。三十三。用前第一方。

太阳病，若吐若下若发汗后，微烦，小便数，大便因鞕者，与小承气汤和之愈。三十四。用前第二方。

得病二三日，脉弱，无太阳、柴胡证，烦躁，心下鞕。至四五日，虽能食，以小承气汤，少少与，微和之，令小安，至六日，与承气汤一升。若不大便六七日，小便少者，虽不受食，一云：不大便。但初头鞕，后必溏，未定成鞕，攻之必溏；须小便利，屎定鞕，乃可攻之，宜大承气汤。三十五。用前第二方。

伤寒六七日，目中不了了，睛不和，无表里证，大便难，身微热者，此为实也，急下之，宜大承气汤。三十六。用前第二方。

阳明病，发热汗多者，急下之，宜大承气汤。三十七。用前第二方。一云：大柴胡汤。

发汗不解，腹满痛者，急下之，宜大承气汤。三十八。用前第二方。

腹满不减，减不足言，当下之，宜大承气汤。三十九。用前第二方。

阳明少阳合病，必下利，其脉不负者，为顺也。负者，失也，互相克贼，名为负也。脉滑而数者，有宿食也，当下之，宜大承气汤。四十。用前第二方。

病人无表里证，发热七八日，虽脉浮数者，可下之。假令已下，脉数不解，合热则消谷喜饥，至六

❶ 宜大承气汤：《脉经》卷七作"属大柴胡汤"。

七日不大便者，有瘀血，宜抵当汤。四十一。用前第二十四方。

若脉数不解，而下不止，必协热便脓血也。

伤寒发汗已，身目为黄，所以然者，以寒湿一作温在里不解故也。以为不可下也，于寒湿中求之。

伤寒七八日，身黄如橘子色，小便不利，腹微满者，茵陈蒿汤主之。四十二。用前第二十三方。

伤寒身黄发热。**栀子柏皮汤**主之。方四十三。

肥栀子十五个，擘　甘草一两，炙　黄柏二两

上三味，以水四升，煮取一升半，去滓，分温再服。

伤寒瘀热在里，身必黄，**麻黄连轺❶赤小豆汤**主之。方四十四。

麻黄二两，去节　连轺二两，连翘根是　杏仁四十个，去皮尖　赤小豆一升　大枣十二枚，擘　生梓白皮切，一升　生姜二两，切　甘草二两，炙

上八味，以潦水一斗，先煮麻黄再沸，去上沫，内诸药，煮取三升，去滓，分温三服，半日服尽。

辨少阳病脉证并治第九
（263～272）

方一首　并见三阳合病法

少阳之为病，口苦，咽干，目眩也。

少阳中风，两耳无所闻，目赤，胸中满而烦者，不可吐下，吐下则悸而惊。

伤寒，脉弦细，头痛发热者，属少阳。少阳不可发汗，发汗则谵（谵）语，此属胃。胃和则愈，胃不和，烦而悸。一云躁。

本太阳病不解，转入少阳者，胁下鞕满，干呕不能食，往来寒热，尚未吐下，脉沉紧者，与**小柴胡汤**。方一。

柴胡八两　人参三两　黄芩三两甘草三两，炙　半夏半升，洗　生姜三两，切　大枣十二枚，擘

上七味，以水一斗二升，煮取六升，去滓，再煎取三升。温服一升，日三服。

若已吐下、发汗、温针、谵（谵）语，柴胡汤证罢，此为坏病，知犯何逆，以法治之。

三阳合病，脉浮大，上关上，但欲眠睡，目合则汗。

伤寒六七日，无大热，其人躁烦者，此为阳去入阴故也。

伤寒三日，三阳为尽，三阴当受邪，其人反能食而不呕，此为三阴不受邪也。

伤寒三日，少阳脉小者，欲已也。

少阳病欲解时，从寅至辰上。

❶ 轺（yáo 摇）：《千金翼方》卷九作"翘"。

卷 第 六

辨太阴病脉证并治第十
（273～280）

合三法　方三首

太阴之为病，腹满而吐，食不下，自利❶益甚，时腹自痛。若下之，必❷胸下结鞕。

太阴中风，四肢烦疼，阳微阴涩而长者，为欲愈。

太阴病，欲解时，从亥至丑上。

太阴病，脉浮者，可发汗，宜**桂枝汤**。方一。

桂枝三两，去皮　芍药三两　甘草二两，炙　生姜三两，切　大枣十二枚，擘

上五味，以水七升，煮取三升，去滓，温服一升。须臾，歠热稀粥一升，以助药力，温覆取汗。

自利不渴者，属太阴，以其脏有寒故也，当温之，宜服四逆辈。二。

伤寒脉浮而缓，手足自温者，系在太阴；太阴当发身黄，若小便自利者，不能发黄；至七八日，虽

暴烦下利日十余行，必自止❸，以脾家实，腐秽当去故也。

本太阳病，医反下之，因尔腹满时痛者，属太阴也，桂枝加芍药汤主之；大实痛者，桂枝加大黄汤主之。三。

桂枝加芍药汤方

桂枝三两，去皮　芍药六两　甘草二两，炙　大枣十二枚，擘　生姜三两，切

上五味，以水七升，煮取三升，去滓，温分三服。本云：桂枝汤，今加芍药。

桂枝加大黄汤方

桂枝三两，去皮　大黄二两　芍药六两　生姜三两，切　甘草二两，炙　大枣十二枚，擘

上六味，以水七升，煮取三升，

---

❶　自利：《脉经》卷七、《千金翼方》卷十、《圣惠方》卷八并作"下之"。

❷　若下之必：《脉经》卷七、《千金翼方》卷十、《圣惠方》卷八均无此四字。

❸　止：《玉函》卷四"止"下有"所以然者"四字。

去滓，温服一升，日三服。

太阴为病，脉弱，其人续自便利，设当行大黄芍药者，宜减之，以其人胃气弱，易动故也。下利者，先煎芍药二沸。

辨少阴病脉证并治第十一
（281～325）

合二十三法　方一十九首

少阴之为病，脉微细，但欲寐也。

少阴病，欲吐不吐，心烦，但欲寐。五六日自利而渴者，属少阴也，虚故引水自救，若小便色白者，少阴病形悉具，小便白者❶，以下焦虚有寒，不能制水❷，故令色白也。

病人脉阴阳俱紧，反汗出者，亡阳也，此属少阴，法当咽痛而复吐利。

少阴病，咳而下利谵（谵）语者，被火气劫故也，小便必难，以强责少阴汗也。

少阴病，脉细沉数，病为在里，不可发汗。

少阴病，脉微，不可发汗，亡❸阳故也；阳已虚，尺脉弱涩者，复不可下之。

少阴病，脉紧，至七八日，自下利，脉暴微，手足反温，脉紧反去者，为欲解也，虽烦下利，必

自愈。

少阴病，下利，若利自止，恶寒而蜷卧，手足温者，可治。

少阴病，恶寒而蜷，时自烦，欲去衣被者，可治。

少阴中风，脉阳微阴浮者，为欲愈。

少阴病，欲解时，从子至寅上。

少阴病，吐利，手足不逆冷，反发热者，不死。脉不至者，至一作足。灸少阴七壮。

少阴病，八九日，一身手足尽热者，以热在膀胱，必便血也。

少阴病，但厥无汗，而强发之，必动其血，未知从何道出，或从口鼻，或从目出者，是名下厥上竭，为难治。

少阴病，恶寒，身蜷而利，手足逆冷者，不治。

少阴病，吐利躁烦，四逆者死。

少阴病，下利止而头眩，时时自冒者死。

少阴病，四逆，恶寒而身蜷，脉不至，不烦而躁者死。一作吐利而躁逆者死。

少阴病，六七日，息高者死。

少阴病，脉微细沉，但欲卧，汗出不烦，自欲吐，至五六日自利，

---

❶　小便白者：《玉函》卷四作"所以然者"。义胜。

❷　水：《千金翼方》卷十作"溲"。

❸　亡：通"无"。《脉经》卷七、《千金翼方》卷十均作"无"。

复烦躁，不得卧寐者死。

少阴病，始得之，反发热，脉沉者，**麻黄细辛附子汤❶**主之。方一。

麻黄二两，去节　细辛二两　附子一枚，炮，去皮，破八片

上三味，以水一斗，先煮麻黄，减二升，去上沫，内诸药，煮取三升，去滓，温服一升，日三服。

少阴病，得之二三日，**麻黄附子甘草汤**微发汗。以二三日无❷证，故微发汗也。方二。

麻黄二两，去节　甘草二两，炙　附子一枚，炮，去皮，破八片

上三味，以水七升，先煮麻黄一两沸，去上沫，内诸药，煮取三升，去滓，温服一升，日三服。

少阴病，得之二三日以上，心中烦，不得卧，**黄连阿胶汤**主之。方三。

黄连四两　黄芩二两　芍药二两　鸡子黄二枚　阿胶三两　一云：三挺。

上五味，以水六升，先煮三物，取二升，去滓，内胶烊尽，小冷，内鸡子黄，搅令相得，温服七合，日三服。

少阴病，得之一二日，口中和，其背恶寒者，当灸之，**附子汤**主之。方四。

附子二枚，炮，去皮，破八片　茯苓三两　人参二两　白术四两　芍药三两

上五味，以水八升，煮取三升，

去滓，温服一升，日三服。

少阴病，身体痛，手足寒，骨节痛，脉沉者，附子汤主之。五。用前第四方。

少阴病，下利便脓血者，**桃花汤**主之。方六。

赤石脂一斤，一半全用，一半筛末　干姜一两　粳米一升

上三味，以水七升，煮米令熟，去滓，温服七合，内赤石脂末方寸匕，日三服。若一服愈，余勿服。

少阴病，二三日至四五日，腹痛，小便不利，下利不止，便脓血者，桃花汤主之。七。用前第六方。

少阴病，下利便脓血者，可刺。

少阴病，吐利，手足逆冷，烦躁欲死者，**吴茱萸汤**主之。方八。

吴茱萸一升　人参二两　生姜六两，切　大枣十二枚，擘

上四味，以水七升，煮取二升，去滓，温服七合，日三服。

少阴病，下利咽痛，胸满心烦，**猪肤汤**主之。方九。

猪肤一斤

上一味，以水一斗，煮取五升，去滓，加白蜜一升，白粉五合，熬香，和令相得，温分六服。

少阴病，二三日，咽痛者，可与甘草汤，不差，与桔梗汤。十。

---

❶　麻黄细辛附子汤：《玉函》卷四作"麻黄附子细辛汤"。

❷　无：《玉函》卷四"无"下有"里"字。

甘草汤方

甘草二两

上一味，以水三升，煮取一升半，去滓，温服七合，日二服。

桔梗汤方

桔梗一两　甘草二两

上二味，以水三升，煮取一升，去滓，温分❶再服。

少阴病，咽中伤，生疮，不能语言，声不出者，**苦酒汤**主之。方十一。

半夏洗，破如枣核十四枚　鸡子一枚，去黄，内上苦酒，著鸡子壳中

上二味，内半夏著苦酒中，以鸡子壳置刀环中，安火上，令三沸，去滓，少少含咽之，不差，更作三剂。

少阴病，咽中痛，**半夏散及汤**主之。方十二。

半夏洗　桂枝去皮　甘草炙

上三味，等分。各别捣筛已，合治之，白饮和服方寸匕，日三服。若不能散服者，以水一升，煎七沸，内散两方寸匕，更煮三沸，下火令小冷，少少咽之。半夏有毒，不当散服。

少阴病，下利，**白通汤**主之。方十三。

葱白四茎　干姜一两　附子一枚，生，去皮，破八片

上三味，以水三升，煮取一升，去滓，分温再服。

少阴病，下利脉微者，与白通汤。利不止，厥逆无脉，干呕烦者，白通加猪胆汁汤主之。服汤脉暴出者死，微续者生。**白通加猪胆汤**。方十四。白通汤用上方。

葱白四茎　干姜一两　附子一枚，生，去皮，破八片　人尿五合　猪胆汁一合

上五味，以水三升，煮取一升，去滓，内胆汁、人尿，和令相得，分温再服。若无胆，亦可用。

少阴病，二三日不已，至四五日，腹痛，小便不利，四肢沉重疼痛，自下利者，此为有水气。其人或咳，或小便利，或下利，或呕者，**真武汤**主之。方十五。

茯苓三两　芍药三两　白术二两生姜三两，切　附子一枚，炮，去皮，破八片

上五味，以水八升，煮取三升，去滓，温服七合，日三服。若咳者，加五味子半升、细辛一两、干姜一两；若小便利者，去茯苓；若下利者，去芍药，加干姜二两；若呕者，去附子，加生姜，足前为半斤。

少阴病，下利清谷，里寒外热，手足厥逆，脉微欲绝，身反不恶寒，其人面色赤，或腹痛，或干呕，或咽痛，或利止脉不出者，**通脉四逆**

---

❶　温分：《玉函》卷八、《千金翼方》卷十并作"分温"。

汤主之。方十六。

甘草二两，炙　附子大者一枚，生用，去皮，破八片　干姜三两，强人可四两

上三味，以水三升，煮取一升二合，去滓，分温再服，其脉即出者愈。面色赤者，加葱九茎；腹中痛者，去葱❶，加芍药二两；呕者，加生姜二两；咽痛者，去芍药❷，加桔梗一两；利止脉不出者，去桔梗❸，加人参二两。病皆与方相应者，乃服之❹。

少阴病，四逆，其人或咳，或悸，或小便不利，或腹中痛，或泄利下重者，**四逆散**主之。方十七。

甘草炙　枳实破，水渍，炙干柴胡　芍药

上四味，各十分，捣筛，白饮和服方寸匕，日三服。咳者，加五味子、干姜各五分，并主下利；悸者，加桂枝五分；小便不利者，加茯苓五分；腹中痛者，加附子一枚，炮令坼；泄利下重者，先以水五升，煮薤白三升，煮取三升，去滓，以散三方寸匕内汤中，煮取一升半，分温再服。

少阴病，下利六七日，咳而呕渴，心烦不得眠者，**猪苓汤**主之。方十八。

猪苓去皮　茯苓　阿胶　泽泻滑石各一两

上五味，以水四升，先煮四物，取二升，去滓，内阿胶烊尽，温服

七合，日三服。

少阴病，得之二三日，口燥咽干者，急下之，宜**大承气汤**。方十九。

枳实五枚，炙　厚朴半斤，去皮，炙　大黄四两，酒洗　芒消三合

上四味，以水一斗，先煮二味，取五升，去滓，内大黄，更煮取二升，去滓，内芒消，更上火令一两沸，分温再服。一服得利，止后服。

少阴病，自❺利清水，色纯青，心下必痛，口干燥者，可❻下之，宜大承气汤❼。二十。用前第十九方。一法用大柴胡汤。

少阴病，六七日，腹胀❽不大便者，急下之，宜大❾承气汤。二十一。用前第十九方。

少阴病，脉沉者，急温之，宜**四逆汤**。方二十二。

甘草二两，炙　干姜一两半　附子一枚，生用，去皮，破八片

---

❶　去葱：《玉函》卷八无"去葱"二字。

❷　去芍药：《玉函》卷八无"去芍药"三字。

❸　去桔梗：《玉函》卷八无"去桔梗"三字。

❹　病皆与方相应者乃服之：《玉函》卷八无此十字。

❺　自：《玉函》卷四、《脉经》卷七并作"下"。

❻　可：《玉函》卷四作"急"。

❼　宜大承气汤：《脉经》卷七作"属大柴胡汤、承气汤证"。

❽　胀：《脉经》卷七、《千金翼方》卷十作"满"。

❾　大：《千金翼方》卷十无。

上三味，以水三升，煮取一升二合，去滓，分温再服。强人可大附子一枚、干姜三两。

少阴病，饮食入口则吐，心中嗢嗢❶欲吐，复不能吐。始得之，手足寒，脉弦迟者，此胸中实，不可下也，当吐之。若膈上有寒饮，干呕者，不可吐也，当温之，宜四逆汤。二十三。方依上法。

少阴病，下利，脉微涩，呕而汗出，必数更衣，反少者，当温其上，灸之。《脉经》云：灸厥阴可五十壮。

辨厥阴病脉证并治第十二（326～381）

厥利呕哕附　合一十九法　方一十六首

厥阴之为病，消渴，气上撞心，心中疼热，饥而不欲食，食则吐蛔，下之利不止。

厥阴中风，脉微浮为欲愈，不浮为未愈。

厥阴病欲解时，从丑至卯上。

厥阴病，渴欲饮水者，少少与之愈。

诸四逆厥者，不可下之，虚家亦然。

伤寒，先厥，后发热而利者，必自止，见厥复利。

伤寒，始发热六日，厥反九日而利。凡厥利者，当不能食，今反能食者，恐为除中。一云：消中。食以索饼，不发热者，知胃气尚在，必愈，恐暴热来出而复去也。后日❷脉之，其热续在者，期之旦日夜半愈。所以然者，本发热六日，厥反九日，复发热三日，并前六日，亦为九日，与厥相应，故期之旦日夜半愈。后三日脉之，而脉数，其热不罢者，此为热气有余，必发痈脓也。

伤寒，脉迟六七日，而反与黄芩汤彻其热。脉迟为寒，今与黄芩汤，复除其热，腹中应冷，当不能食，今反能食，此名除中，必死。

伤寒，先厥后发热，下利必自止，而反汗出，咽中痛者，其喉为痹。发热无汗，而利必自止，若不止，必便脓血，便脓血者，其喉不痹。

伤寒一二日至四五日，厥者必发热，前热者后必厥，厥深者热亦深，厥微者热亦微。厥应下之，而反发汗者，必口伤烂赤。

伤寒病，厥五日，热亦五日，设六日当复厥，不厥者自愈。厥终不过五日，以热五日，故知自愈。

凡厥者，阴阳气不相顺接，便为厥。厥者，手足逆冷者是也。

---

❶ 嗢嗢：原作"温温"，《玉函》卷四作"嗢嗢"。嗢嗢，反胃欲呕的声音。据改。《千金要方》卷九作"愠愠"。

❷ 日：《玉函》卷四"日"前有"三"字。

伤寒，脉微而厥，至七八日肤冷，其人躁无暂安时者，此为脏厥，非蛔厥也。蛔厥者，其人当吐蛔。令病者静，而复时烦者，此为脏寒，蛔上入其膈，故烦，须臾复止，得食而呕，又烦者，蛔闻食臭出，其人常自吐蛔。蛔厥者，**乌梅丸**主之。又主久利。方一。

乌梅三百枚　细辛六两　干姜十两　黄连十六两　当归四两　附子六两，炮，去皮　蜀椒四两，出汗桂枝去皮，六两　人参六两　黄柏六两

上十味，异捣筛，合治之，以苦酒渍乌梅一宿，去核，蒸之五斗❶米下，饭熟捣成泥，和药令相得，内臼中，与蜜杵二千下，丸如梧桐子大，先食饮服十丸，日三服，稍加至二十丸。禁生冷、滑物、臭食等。

伤寒热少微厥❷，指一作稍。头寒，嘿嘿不欲食，烦躁，数日小便利，色白者，此热除也，欲得食，其病为愈。若厥而呕，胸胁烦满者，其后必便血。

病者手足厥冷，言我不结胸，小腹满，按之痛者，此冷结在膀胱关元也。

伤寒发热四日，厥反三日，复热四日，厥少热多者，其病当愈。四日至七日，热不除者，必便脓血。

伤寒厥四日，热反三日，复厥五日，其病为进。寒多热少，阳气退，故为进也。

伤寒六七日，脉微，手足厥冷，烦躁，灸厥阴，厥不还者，死。

伤寒发热❸，下利厥逆，躁不得卧者，死。

伤寒发热，下利至甚❹，厥不止者，死。

伤寒六七日不利，便❺发热而利，其人汗出不止者，死。有阴无阳故也。

伤寒五六日，不结胸，腹濡，脉虚复厥者，不可下，此亡血，下之死。

发热而厥，七日下利者，为难治。

伤寒脉促，手足厥逆，可灸之。促，一作纵。

伤寒脉滑而厥者，里有热，**白虎汤**主之。方二。

知母六两　石膏一斤，碎，绵裹　甘草二两，炙　粳米六合

上四味，以水一斗，煮米熟汤成，去滓，温服一升，日三服。

手足厥寒，脉细欲绝者，**当归四逆汤**主之。方三。

当归三两　桂枝三两，去皮　芍药三两　细辛三两　甘草二两，炙

---

❶ 斗：《玉函》卷八作"升"。

❷ 微厥：《玉函》卷四作"厥微"。

❸ 发热：《千金翼方》卷十无"发热"二字。

❹ 甚：《千金翼方》卷十无。

❺ 不利便：不利，《玉函》卷四作"不便利"。便，《玉函》卷四作"忽"。

通草二两　大枣二十五枚，擘。一法，十二枚

上七味，以水八升，煮取三升，去滓，温服一升，日三服。

若其人内有久寒者，宜**当归四逆加吴茱萸生姜汤**。方四。

当归三两　芍药三两　甘草二两，炙　通草二两　桂枝三两，去皮　细辛三两　生姜半斤，切　吴茱萸二升❶　大枣二十五枚，擘

上九味，以水六升，清酒六升和，煮取五升，去滓，温分五服。一方，水酒各四升。

大汗出，热不去，内❷拘急，四肢疼，又❸下利厥逆而恶寒者，**四逆汤**主之。方五。

甘草二两，炙　干姜一两半　附子一枚，生用，去皮，破八片

上三味，以水三升，煮取一升二合，去滓，分温再服。若强人可用大附子一枚，干姜三两。

大汗，若大下利，而厥冷者，四逆汤主之。六。用前第五方。

病人手足厥冷，脉乍紧者，邪结在胸中，心下满而烦，饥不能食者，病在胸中，当须吐之，宜**瓜蒂散**。方七。

瓜蒂　赤小豆

上二味，各等分，异捣筛，合内臼中，更治之，别以香豉一合，用热汤七合，煮作稀糜，去滓取汁，和散一钱匕，温顿服之。不吐者，少少加，得快吐乃止。诸亡血虚家，不可与瓜蒂散。

伤寒厥而心下悸，宜先治水，当服茯苓甘草汤，却治其厥。不尔，水渍入胃，必作利也。**茯苓甘草汤**。方八。

茯苓二两　甘草一两，炙　生姜三两，切　桂枝二两，去皮

上四味，以水四升，煮取二升，去滓，分温三服。

伤寒六七日，大下后，寸❹脉沉而迟，手足厥逆，下部脉不至，喉咽❺不利，唾脓血，泄利不止者，为难治，**麻黄升麻汤**主之。方九。

麻黄二两半，去节　升麻一两一分❻　当归一两一分❻　知母十八铢　黄芩十八铢　萎蕤十八铢。一作菖蒲　芍药六铢　天门冬❼六铢，去心　桂枝六铢，去皮　茯苓六铢　甘草六铢，炙　石膏六铢，碎，绵裹　白术六铢　干姜六铢

上十四味，以水一斗，先煮麻黄一两沸，去上沫，内诸药，煮取三升，去滓，分温三服。相去如炊

---

❶ 升：《玉函》卷八作"两"。

❷ 内：《千金翼方》卷十无。

❸ 又：《千金翼方》卷十作"若"。

❹ 寸：《千金翼方》卷十、《脉经》卷七均无"寸"。

❺ 喉咽：《玉函》卷四、《千金翼方》卷十并作"咽喉"。

❻ 一分：《玉函》卷七、《千金翼方》卷十并作"六铢"。

❼ 天门冬：《玉函》卷七、《千金翼方》卷十并作"麦门冬"。

三斗米顷，令尽，汗出愈。

伤寒四五日，腹中痛，若转气下趣少腹者，此欲自利也。

伤寒本自寒下，医复吐下之，寒格更逆吐下，若食入口即吐，**干姜黄芩黄连人参汤**主之。方十。

干姜　黄芩　黄连　人参各三两

上四味，以水六升，煮取二升，去滓，分温再服。

下利，有微热而渴，脉弱者，今❶自愈。

下利，脉数，有微热汗出，今自愈，设复紧为未解。一云：设脉浮复紧。

下利，手足厥冷，无脉者，灸之不温，若脉不还，反微喘者，死。少阴负趺阳者，为顺也。

下利，寸脉反浮数，尺中自涩者，必清❷脓血。

下利清谷，不可攻表，汗出必胀满。

下利，脉沉弦者，下重也；脉大者，为未止；脉微弱数者，为欲自止，虽发热，不死。

下利，脉沉而迟，其人面少赤，身有微热，下利清谷者，必郁冒汗出而解，病人必微厥。所以然者，其面戴阳，下虚故也。

下利，脉数而渴者，今自愈。设不差，必清❷脓血，以有热故也。

下利后脉绝，手足厥冷，晬时脉还，手足温者生，脉不还者死。

伤寒下利，日十余行，脉反实者死。

下利清谷，里寒外热，汗出而厥者，**通脉四逆汤**主之。方十一。

甘草二两，炙　附子大者一枚，生，去皮，破八片　干姜三两，强人可四两

上三味，以水三升，煮取一升二合，去滓，分温再服，其脉即出者愈。

热利下重者，**白头翁汤**主之。方十二。

白头翁二两　黄柏三两　黄连三两　秦皮三两

上四味，以水七升，煮取二升，去滓，温服一升，不愈，更服一升。

下利腹胀满，身体疼痛者，先温其里，乃攻其表，温里宜四逆汤，攻表宜桂枝汤。十三。四逆汤，用前第五方。

桂枝汤方

桂枝三两，去皮　芍药三两　甘草二两，炙　生姜三两，切　大枣十二枚，擘

上五味，以水七升，煮取三升，去滓，温服一升，须臾，歠热稀粥一升，以助药力。

下利欲饮水者，以有热故也，白头翁汤主之。十四。用前第十二方。

———————

❶　今：《玉函》卷四、《千金翼方》卷十均无。

❷　清：通"圊"。粪槽，厕所。《荀子·王制》："修采清，易道路。"

下利谵（谵）语者，有燥屎也，宜**小承气汤**。方十五。

大黄四两，酒洗　枳实三枚，炙　厚朴二两，去皮，炙

上三味，以水四升，煮取一升二合，去滓，分二服。初一服谵（谵）语止，若更衣者，停后服。不尔尽服之。

下利后更烦，按之心下濡者，为虚烦也，宜**栀子豉汤**。方十六。

肥栀子十四个，擘　香豉四合，绵裹

上二味，以水四升，先煮栀子，取二升半，内豉，更煮取一升半，去滓，分再服。一服得吐，止后服。

呕家有痈脓者，不可治呕，脓尽自愈。

呕而脉弱，小便复利，身有微热，见厥者难治，四逆汤主之。十七。用前第五方。

干呕吐涎沫，头痛者，**吴茱萸汤**主之。方十八。

吴茱萸一升，汤洗七遍　人参三两　大枣十二枚，擘　生姜六两，切

上四味，以水七升，煮取二升，去滓，温服七合，日三服。

呕而发热者，**小柴胡汤**主之。方十九。

柴胡八两　黄芩三两　人参三两　甘草三两，炙　生姜三两，切　半夏半升，洗　大枣十二枚，擘

上七味，以水一斗二升，煮取六升，去滓，更煎取三升，温服一升，日三服。

伤寒大吐大下之，极虚，复极汗者，其人外气怫郁，复与之水，以发其汗，因得哕，所以然者，胃中寒冷故也。

伤寒哕而腹满，视其前后，知何部不利，利之即愈。

卷 第 七

辨霍乱病脉证并治第十三（382～391）

问曰：病有霍乱者何？答曰：呕吐而利，此名霍乱。

问曰：病发热头痛，身疼恶寒，吐利者，此属何病？答曰：此名霍乱。霍乱自吐下，又利止，复更发热也。

伤寒，其脉微涩者，本是霍乱，今是伤寒，却四五日，至阴经上，转入阴必利，本呕下利者，不可治也。欲似大便，而反失气，仍不利者，此属阳明也，便必鞕，十三日愈，所以然者，经尽故也。下利后当便鞕，鞕则能食者愈，今反不能食，到后经中，颇能食，复过一经能食，过之一日当愈，不愈者，不属阳明也。

恶寒脉微一作缓。而复利，利止亡血也，**四逆加人参汤**主之。方一。

甘草二两，炙　附子一枚，生，去皮，破八片　干姜一两半　人参一两

上四味，以水三升，煮取一升二合，去滓，分温再服。

霍乱，头痛发热，身疼痛，热多欲饮水者，五苓散主之；寒多不用水者，理中丸主之。二。

五苓散方

猪苓去皮　白术　茯苓各十八铢
桂枝半两，去皮　泽泻一两六铢

上五味，为散，更治之，白饮和服方寸匕，日三服，多饮暖水，汗出愈。

理中丸❶方下有作汤加减法。

人参　干姜　甘草炙　白术各三两

上四味，捣筛，蜜和为丸，如鸡子黄许大。以沸汤数合，和一丸，研碎，温服之，日三四❷，夜二服。腹中未热，益至三四丸，然不及汤。汤法，以四物依两数切，用水八升，煮取三升，去滓，温服一升，日三服。若脐上筑者，肾气动也，去术，加桂四两；吐多者，去术，加生姜三两；下多者，还用术；悸者，加

----

❶　丸：《玉函》卷四、《千金翼方》卷十并作"汤"。

❷　四：《玉函》卷八作"服"。

茯苓二两；渴欲得水者，加术，足前成四两半；腹中痛者，加人参，足前成四两半；寒者，加干姜，足前成四两半；腹满者，去术，加附子一枚。服汤后如食顷，饮热粥一升许，微自温，勿发揭衣被。

吐利止，而身痛不休者，当消息和解其外，宜**桂枝汤**小和之。方三。

桂枝三两，去皮　芍药三两　生姜三两　甘草二两，炙　大枣十二枚，擘

上五味，以水七升，煮取三升，去滓，温服一升。

吐利汗出，发热恶寒，四肢拘急，手足厥冷者，**四逆汤**主之。方四。

甘草二两，炙　干姜一两半　附子一枚，生，去皮，破八片

上三味，以水三升，煮取一升二合，去滓，分温再服。强人可大附子一枚，干姜三两。

既吐且利，小便复利，而大汗出，下利清谷，内寒外热，脉微欲绝者，四逆汤主之。五。用前第四方。

吐已下断，汗出而厥，四肢拘急不解，脉微欲绝者，**通脉四逆加猪胆汤**主之。方六。

甘草二两，炙　干姜三两，强人可四两　附子大者一枚，生，去皮，破八片　猪胆汁半合

上四味，以水三升，煮取一升

二合，去滓，内猪胆汁，分温再服，其脉即来。无猪胆，以羊胆代之。

吐利发汗，脉平，小烦者，以新虚不胜谷气故也。

辨阴阳易差后劳复病脉证并治第十四（392～398）

合六法　方六首

伤寒阴❶易之为病，其人身体重，少气，少腹里急，或引阴中拘挛，热上冲胸，头重不欲举，眼中生花，花一作眵。膝胫拘急者，**烧裈散**主之。方一。

妇人中裈，近隐处，取烧作灰。

上一味，水服方寸匕，日三服，小便即利，阴头微肿，此为愈矣。妇人病取男子裈烧服。

大病差后，劳复者，**枳实栀子汤**主之。方二。

枳实三枚，炙　栀子十四个，擘豉一升，绵裹

上三味，以清浆水❷七升，空煮取四升，内枳实、栀子，煮取二升，下豉，更煮五六沸，去滓，温分再服，覆令微似汗。若有宿食者，内大黄如博棋子五六枚，服之愈。

伤寒差以后，更发热，**小柴胡**

---

❶　阴：《玉函》卷四"阴"后有"阳"字。

❷　清浆水：《千金翼方》卷十作"酢浆"。

汤主之。脉浮者，以汗解之；脉沉实—作紧。者，以下解之。方三。

柴胡八两　人参二两　黄芩二两　甘草二两，炙　生姜二两　半夏半升，洗　大枣十二枚，擘

上七味，以水一斗二升，煮取六升，去滓，再煎取三升，温服一升，日三服。

大病差后，从腰以下有水气者，**牡蛎泽泻散**主之。方四。

牡蛎熬　泽泻　蜀漆暖水洗，去腥　葶苈子熬　商陆根熬　海藻洗，去咸　栝楼根各等分

上七味，异捣，下筛为散，更于臼中治之。白饮和服方寸匕，日三服。小便利，止后服。

大病差后，喜唾，久不了了，胸❶上有寒，当以丸药温之，**宜理中丸**。方五。

人参　白术　甘草炙　干姜各三两

上四味，捣筛，蜜和为丸，如鸡子黄许大，以沸汤数合，和一丸，研碎，温服之，日三服。

伤寒解后，虚羸少气，气逆欲吐，**竹叶石膏汤**主之。方六。

竹叶二把　石膏一斤　半夏半升，洗　麦门冬一升，去心　人参二两　甘草二两，炙　粳米半升

上七味，以水一斗，煮取六升，去滓，内粳米，煮米熟，汤成去米，温服一升，日三服。

病人❷脉已解，而日暮微烦，以病新差，人强与谷，脾胃气尚弱，不能消谷，故令微烦，损谷则愈。

辨不可发汗病脉证并治第十五

一法方本阙

夫以为疾病至急，仓卒寻按，要者难得，故重集诸可与不可方治，比之三阴三阳篇中，此易见也。又时有不止是三阳三阴，出在诸可与不可中也。

少阴病，脉细沉数，病为在里，不可发汗。

脉浮紧者，法当身疼痛，宜以汗解之。假令尺中迟者，不可发汗，何以知然？以荣气不足，血少故也。

少阴病，脉微不可发汗，亡阳故也。

脉濡而弱，弱反在关，濡反在巅，微反在上，涩反在下。微则阳气不足，涩则无血，阳气反微，中风汗出，而反躁烦，涩则无血，厥而且寒。阳微发汗，躁不得眠。

动气在右，不可发汗，发汗则衄而渴，心苦烦，饮即吐水。

动气在左，不可发汗。发汗则头眩，汗不止，筋惕肉瞤。

动气在上，不可发汗。发汗则

❶ 胸：《注解伤寒论》卷七作"胃"。
❷ 病人：《玉函》卷四作"伤寒"。

气上冲，正在心端。

动气在下，不可发汗。发汗则无汗，心中大烦，骨节苦疼，目运❶恶寒，食则反吐，谷不得前。

咽中闭塞，不可发汗。发汗则吐血，气微❷绝，手足厥冷，欲得蜷卧，不能自温。

诸脉得数动微弱者，不可发汗。发汗则大便难，腹中干，一云：小便难，胞中干。胃躁❸而烦，其形相象，根本异源。

脉濡❹而弱，弱反在关，濡反在巅，弦反在上，微反在下。弦为阳运，微为阴寒，上实下虚，意欲得温。微弦为虚，不可发汗，发汗则寒栗，不能自还。

咳者则剧，数吐涎沫，咽中必干，小便不利，心中饥烦，晬时而发，其形似疟，有寒无热，虚而寒栗，咳而发汗，蜷而苦满，腹中复坚。

厥，脉紧，不可发汗。发汗则声乱，咽嘶舌萎，声不得前。

诸逆发汗，病微者难差，剧者言乱，目眩者死，一云：谵（谵）言目眩，睛乱者死。命将难全。

太阳病，得之八九日，如疟状，发热恶寒，热多寒少，其人不呕，清便续自可，一日二三度发，脉微而恶寒者，此阴阳俱虚，不可更发汗也。

太阳病，发热恶寒，热多寒少，脉微弱者，无阳也，不可发汗。

咽喉干燥者，不可发汗。

亡血不可发汗，发汗则寒栗而振。

衄家不可发汗，汗出必额上陷，脉急紧，直视不能眴，不得眠。音见上。

汗家不可❺发汗，发汗必恍惚心乱，小便已，阴疼，宜禹余粮丸。一。方本阙。

淋家不可发汗，发汗必便血。

疮家虽身疼痛，不可发汗，汗出则痓（痉）。

下利不可发汗，汗出必胀满。

咳而小便利，若失小便者，不可发汗，汗出则四肢厥逆冷。

伤寒一二日至四五日，厥者必发热，前厥者后必热，厥深者热亦深，厥微者热亦微。厥应下之，而反发汗者，必口伤烂赤。

伤寒脉弦细，头痛发热者，属少阳，少阳不可发汗。

伤寒头痛，翕翕发热，形象中风，常微汗出，自呕者，下之益烦，心懊侬如饥，发汗则致痓（痉），身强难以伸屈。熏之则发黄，不得小便，久则发咳唾。

---

❶ 运：通"晕"。
❷ 微：《注解伤寒论》卷七作"欲"。
❸ 躁：《注解伤寒论》卷七作"燥"。躁，通"燥"。《释名》："躁，燥也。"
❹ 濡：《注解伤寒论》卷七作"脉微"。
❺ 不可：本书《辨太阳病脉证并治中》作"重"。

太阳与少阳并病，头项强痛，或眩冒，时如结胸，心下痞鞕者，不可发汗。

太阳病发汗，因致痉（痓）。

少阴病，咳而不利，谵（谵）语者，此被火气劫故也。小便必难，以强责少阴汗也。

少阴病，但厥无汗，而强发之，必动其血，未知从何道出，或从口鼻，或从目出者，是名下厥上竭，为难治。

辨可发汗病脉证
并治第十六

合四十一法　方一十四首

大法，春夏宜发汗。

凡发汗，欲令手足俱周，时出似漐漐然，一时闲许益佳，不可令如水流离。若病不解，当重发汗。汗多者必亡阳，阳虚不得重发汗也。

凡服汤发汗，中病便止，不必尽剂也。

凡云可发汗，无汤者，丸散亦可用，要以汗出为解，然不如汤随证良验。

太阳病，外证未解，脉浮弱者，当以汗解，宜**桂枝汤**。方一。

桂枝三两，去皮　芍药三两　甘草二两，炙　生姜三两，切　大枣十二枚，擘

上五味，以水七升，煮取三升，去滓，温服一升。歠粥，将息如初法。

脉浮而数者，可发汗，属桂枝汤证。二。用前第一方。一法用麻黄汤。

阳明病，脉迟，汗出多，微恶寒者，表未解也，可发汗，属桂枝汤证。三。用前第一方。

夫病脉浮大，问病者，言但便鞕耳。设利者，为大逆。鞕为实，汗出而解。何以故？脉浮当以汗解。

伤寒，其脉不弦紧而弱，弱者必渴，被火必谵（谵）语，弱者发热脉浮，解之，当汗出愈。

病人烦热，汗出即解，又如疟状，日晡所发热者，属阳明也。脉浮虚者，当发汗，属桂枝汤证。四。用前第一方。

病常自汗出者，此为荣气和，荣气和者，外不谐，以卫气不共荣气谐和故尔。以荣行脉中，卫行脉外，复发其汗，荣卫和则愈，属桂枝汤证。五。用前第一方。

病人脏无他病，时发热自汗出，而不愈者，此卫气不和也。先其时发汗则愈，属桂枝汤证。六。用前第一方。

脉浮而紧，浮则为风，紧则为寒，风则伤卫，寒则伤荣，荣卫俱病，骨节烦疼，可发其汗，宜**麻黄汤**。方七。

麻黄三两，去节　桂枝二两　甘草一两，炙　杏仁七十个，去皮尖

上四味，以水八升，先煮麻黄，减二升，去上沫，内诸药，煮取二升半，去滓，温服八合。温覆取微似汗，不须歠粥，余如桂枝将息。

太阳病不解，热结膀胱，其人如狂，血自下，下者愈。其外未解者，尚未可攻，当先解其外，属桂枝汤证。八。用前第一方。

太阳病，下之微喘者，表未解也，**宜桂枝加厚朴杏子汤**。方九。

桂枝三两，去皮　芍药三两　生姜三两，切　甘草二两，炙　厚朴二两，炙，去皮　杏仁五十个，去皮尖　大枣十二枚，擘

上七味，以水七升，煮取三升，去滓，温服一升。

伤寒脉浮紧，不发汗，因致衄者，属麻黄汤证。十。用前第七方。

阳明病，脉浮无汗而喘者，发汗则愈，属麻黄汤证。十一。用前第七方。

太阴病，脉浮者，可发汗，属桂枝汤证。十二。用前第一方。

太阳病，脉浮紧，无汗发热，身疼痛，八九日不解，表证仍在，当复发汗。服汤已，微除，其人发烦，目瞑，剧者必衄，衄乃解。所以然者，阳气重故也。属麻黄汤证。十三。用前第七方。

脉浮者，病在表，可发汗，属麻黄汤证。十四。用前第七方。一法用桂枝汤。

伤寒不大便六七日，头痛有热者，与承气汤。其小便清者，一云：大便青。知不在里，续在表也，当须发汗。若头痛者，必衄，属桂枝汤证。十五。用前第一方。

下利腹胀满，身体疼痛者，先温其里，乃攻其表，温里宜四逆汤，攻表宜桂枝汤。十六。用前第一方。

四逆汤方

甘草二两，炙　干姜一两半　附子一枚，生，去皮，破八片

上三味，以水三升，煮取一升二合，去滓，分温再服。强人可大附子一枚，干姜三两。

下利后，身疼痛，清便自调者，急当救表，宜桂枝汤发汗。十七。用前第一方。

太阳病，头痛发热，汗出恶风寒者，属桂枝汤证。十八。用前第一方。

太阳中风，阳浮而阴弱，阳浮者，热自发，阴弱者，汗自出，啬啬恶寒，淅淅恶风，翕翕发热，鼻鸣干呕者，属桂枝汤证。十九。用前第一方。

太阳病，发热汗出者，此为荣弱卫强，故使汗出，欲救邪风，属桂枝汤证。二十。用前第一方。

太阳病，下之后，其气上冲者，属桂枝汤证。二十一。用前第一方。

太阳病，初服桂枝汤，反烦不解者，先刺风池风府，却与桂枝汤则愈。二十二。用前第一方。

烧针令其汗，针处被寒，核起而赤者，必发奔豚，气从少腹上撞心者，灸其核上各一壮，与**桂枝加桂汤**。方二十三。

桂枝五两，去皮　甘草二两，炙　大枣十二枚，擘　芍药三两　生姜三两，切

上五味，以水七升，煮取三升，去滓，温服一升。本云：桂枝汤，今加桂满五两。所以加桂者，以能泄奔豚气也。

太阳病，项背强几几，反汗出恶风者，宜**桂枝加葛根汤**。方二十四。

葛根四两　麻黄三两，去节　甘草二两，炙　芍药三两　桂枝二两　生姜三两　大枣十二枚，擘

上七味，以水一斗，煮麻黄、葛根，减二升，去上沫，内诸药，煮取三升，去滓，温服一升。覆取微似汗，不须歠粥助药力，余将息依桂枝法。注见第二卷中。

太阳病，项背强几几，无汗恶风者，属葛根汤证。二十五。用前第二十四方。

太阳与阳明合病，必自下利，不呕者❷，属葛根汤证。二十六。用前方。一云：用后第二十八方。

太阳与阳明合病，不下利，但呕者，宜**葛根加半夏汤**。方二十七。

葛根四两　半夏半升，洗　大枣十二枚，擘　桂枝去皮，二两　芍药二两　甘草二两，炙　麻黄三两，去节

生姜三两

上八味，以水一斗，先煮葛根、麻黄，减二升，去上沫，内诸药，煮取三升，去滓，温服一升，覆取微似汗。

太阳病，桂枝证，医反下之，利遂不止，脉促者，表未解也；喘而汗出者，宜**葛根黄芩黄连汤**。方二十八。促作纵。

葛根八两　黄连三两　黄芩三两　甘草二两，炙

上四味，以水八升，先煮葛根，减二升，内诸药，煮取二升，去滓，分温再服。

太阳病，头痛发热，身疼腰痛，骨节疼痛，恶风无汗而喘者，属麻黄汤证。二十九。用前第七方。

太阳与阳明合病，喘而胸满者，不可下，属麻黄汤证。三十。用前第七方。

太阳中风，脉浮紧，发热恶寒，身疼痛，不汗出而烦躁者，**大青龙汤**主之。若脉微弱，汗出恶风者，不可服之，服之则厥逆，筋惕肉瞤，此为逆也。大青龙汤方。三十一。

麻黄六两，去节　桂枝二两，去皮　杏仁四十枚，去皮尖　甘草二两，炙　石膏如鸡子大，碎　生姜三两，切　大枣十二枚，擘

---

❶　汤：本书《辨太阳病脉证并治中》"汤"下有"更加桂二两也"。

❷　不呕者：本书《辨太阳病脉证并治下》无此三字。

上七味，以水九升，先煮麻黄，减二升，去上沫，内诸药，煮取三升，温服一升。覆取微似汗。汗出多者，温粉粉之。一服汗者，勿更服。若复服，汗出多者，亡阳遂一作逆。虚，恶风烦躁，不得眠也。

阳明中风，脉弦浮大而短气，腹都满，胁下及心痛，久按之，气不通，鼻干不得汗，嗜卧，一身及目悉黄，小便难，有潮热，时时哕，耳前后肿，刺之小差，外不解，过十日，脉续浮者，与小柴胡汤。脉但浮，无余证者，与麻黄汤。用前第七方。不溺，腹满加哕者，不治。三十二。

小柴胡汤方

柴胡八两　黄芩三两　人参三两　甘草三两，炙　生姜三两，切　半夏半斤，洗　大枣十二枚，擘

上七味，以水一斗二升，煮取六升，去滓，再煎取三升，温服一升，日三服。

太阳病，十日以去，脉浮而细，嗜卧者，外已解也；设胸满胁痛者，与小柴胡汤；脉但浮者，与麻黄汤。三十三。并用前方。

伤寒脉浮缓，身不疼，但重，乍有轻时，无少阴证者，可与大青龙汤发之。三十四。用前第三十一方。

伤寒表不解，心下有水气，干呕，发热而咳，或渴，或利，或噎，或小便不利、少腹满，或喘者，宜

小青龙汤。方三十五。

麻黄二两，去节　芍药二两　桂枝二两，去皮　甘草二两，炙　细辛二两　五味子半升　半夏半升，洗　干姜三两

上八味，以水一斗，先煮麻黄，减二升，去上沫，内诸药，煮取三升，去滓，温服一升。若渴，去半夏，加栝楼根三两。若微利，去麻黄，加荛花如一鸡子，熬令赤色。若噎，去麻黄，加附子一枚，炮。若小便不利，少腹满，去麻黄，加茯苓四两。若喘，去麻黄，加杏仁半升，去皮尖。且荛花不治利，麻黄主喘，今此语反之，疑非仲景意。注见第三卷中。

伤寒心下有水气，咳而微喘，发热不渴，服汤已渴者，此寒去欲解也，属小青龙汤证。三十六。用前方。

中风往来寒热，伤寒五六日以后，胸胁苦满，嘿嘿不欲饮食，烦心喜呕，或胸中烦而不呕，或渴，或腹中痛，或胁下痞鞕，或心下悸、小便不利，或不渴、身有微热，或咳者，属小柴胡汤证。三十七。用前第三十二方。

伤寒四五日，身热恶风，颈项强，胁下满，手足温而渴者，属小柴胡汤证。三十八。用前第三十二方。

伤寒六七日，发热微恶寒，支节烦疼，微呕，心下支结，外证未去者，**柴胡桂枝汤**主之。方三十九。

柴胡四两　黄芩一两半　人参一两半　桂枝一两半，去皮　生姜一两半，切　半夏二合半，洗　芍药一两半　大枣六枚，擘　甘草一两，炙

上九味，以水六升，煮取三升，去滓，温服一升，日三服。本云：人参汤，作如桂枝法，加半夏柴胡黄芩，如柴胡法，今著人参，作半剂。

少阴病，得之二三日，**麻黄附子甘草汤**微发汗，以二三日无证，故微发汗也。四十。

麻黄二两，去根节　甘草二两，炙　附子一枚，炮，去皮，破八片

上三味，以水七升，先煮麻黄一二沸，去上沫，内诸药，煮取二升半，去滓，温服八合，日三服。

脉浮，小便不利，微热消渴者，与**五苓散**，利小便发汗❶。四十一。

猪苓十八铢，去皮　茯苓十八铢　白术十八铢　泽泻一两六铢　桂枝半两，去皮

上五味，捣为散，以白饮和，服方寸匕，日三服。多饮暖水，汗出愈。

---

❶ 利小便发汗：本书《辨太阳病脉证并治》无此五字。

卷 第 八

辨发汗后病脉证
并治第十七

合二十五法　方二十四首

二阳并病，太阳初得病时，发其汗，汗先出不彻，因转属阳明，续自微汗出，不恶寒。若太阳病证不罢者，不可下，下之为逆，如此可小发汗。设面色缘缘正赤者，阳气怫郁在表，当解之熏之。若发汗不彻，不足言，阳气怫郁不得越，当汗不汗，其人烦躁，不知痛处，乍在腹中，乍在四肢，按之不可得，其人短气，但坐以汗出不彻故也，更发汗则愈。何以知汗出不彻，以脉涩故知也。

未持脉时，病人叉手自冒心，师因教试令咳，而不即咳者，此必两耳聋无闻也。所以然者，以重发汗，虚故如此。

发汗后，饮水多必喘，以水灌之亦喘。

发汗后，水药不得入口为逆，若更发汗，必吐下不止。

阳明病，本自汗出，医更重发汗，病已差，尚微烦不了了者，必大便鞕故也。以亡津液，胃中干燥，故令大便鞕。当问小便日几行，若本小便日三四行，今日再行，故知大便不久出。今为小便数少，以津液当还入胃中，故知不久必大便也。

发汗多，若重发汗者，亡其阳，谵（谵）语。脉短者死，脉自和者不死。

伤寒发汗已，身目为黄，所以然者，以寒湿—作温。在里不解故也。以为不可下也，于寒湿中求之。

病人有寒，复发汗，胃中冷，必吐蛔。

太阳病，发汗，遂漏不止，其人恶风，小便难，四肢微急，难以屈伸者，属**桂枝加附子汤**。方一。

桂枝三两，去皮　芍药三两　甘草二两，炙　生姜三两，切　大枣十二枚，擘　附子一枚，炮

上六味，以水七升，煮取三升，去滓，温服一升。本云：桂枝汤今加附子。

太阳病，初服桂枝汤，反烦不

解者，先刺风池、风府，却与**桂枝汤**则愈。方二。

桂枝三两，去皮 芍药三两 生姜三两，切 甘草二两，炙 大枣十二枚，擘

上五味，以水七升，煮取三升，去滓，温服一升。须臾歠热稀粥一升，以助药力。

服桂枝汤，大汗出，脉洪大者，与桂枝汤如前法。若形似疟，一日再发者，汗出必解，属**桂枝二麻黄一汤**。方三。

桂枝一两十七铢 芍药一两六铢 麻黄十六铢，去节 生姜一两六铢 杏仁十六个，去皮尖 甘草一两二铢，炙 大枣五枚，擘

上七味，以水五升，先煮麻黄一二沸，去上沫，内诸药，煮取二升，去滓，温服一升，日再服。本云：桂枝汤二分，麻黄汤一分，合为二升，分再服，今合为一方。

服桂枝汤，大汗出后，大烦渴不解，脉洪大者，属**白虎加人参汤**。方四。

知母六两 石膏一斤，碎，绵裹 甘草二两，炙 粳米六合 人参二两

上五味，以水一斗，煮米熟汤成去滓，温服一升，日三服。

伤寒脉浮，自汗出，小便数，心烦，微恶寒，脚挛急。反与桂枝欲攻其表，此误也。得之便厥，咽中干，烦躁吐逆者，作甘草干姜汤与之，以复其阳；若厥愈足温者，更作芍药甘草汤与之，其脚即伸；若胃气不和，谵（谵）语者，少与调胃承气汤；若重发汗，复加烧针者，与四逆汤。五。

甘草干姜汤方

甘草四两，炙 干姜二两

上二味，以水三升，煮取一升五合，去滓，分温再服。

芍药甘草汤方

白芍药四两 甘草四两，炙

上二味，以水三升，煮取一升五合，去滓，分温再服。

调胃承气汤方

大黄四两，去皮，清酒洗 甘草二两，炙 芒消半升

上三味，以水三升，煮取一升，去滓，内芒消，更上微火煮，令沸，少少温服之。

四逆汤方

甘草二两，炙 干姜一两半 附子一枚，生用，去皮，破八片

上三味，以水三升，煮取一升二合，去滓，分温再服。强人可大附子一枚，干姜三两。

太阳病，脉浮紧，无汗发热，身疼痛，八九日不解，表证仍在，此当复发汗。服汤已，微除，其人发烦目暝，剧者必衄，衄乃解。所以然者，阳气重故也，宜**麻黄汤**。方六。

麻黄三两，去节　桂枝二两，去皮　甘草一两，炙　杏仁七十个，去皮尖

上四味，以水九升，先煮麻黄减二升，去上沫，内诸药，煮取二升半，去滓，温服八合，覆取微似汗，不须歠粥。

伤寒发汗已解，半日许复烦，脉浮数者，可更发汗，属桂枝汤证。七。用前第二方。

发汗后身疼痛，脉沉迟者，属**桂枝加芍药生姜各一两人参三两新加汤**。方八。

桂枝三两，去皮　芍药四两　生姜四两　甘草二两，炙　人参三两　大枣十二枚，擘

上六味，以水一斗二升，煮取三升，去滓，温服一升。本云：桂枝汤今加芍药生姜人参。

发汗后，不可更行桂枝汤，汗出而喘，无大热者，可与**麻黄杏子甘草石膏汤**。方九。

麻黄四两，去节　杏仁五十个，去皮尖　甘草二两，炙　石膏半斤，碎

上四味，以水七升，先煮麻黄，减二升，去上沫，内诸药，煮取二升，去滓，温服一升。本云：黄耳杯。

发汗过多，其人叉手自冒心，心下悸，欲得按者，属**桂枝甘草汤**。方十。

桂枝二两，去皮　甘草二两，炙
上二味，以水三升，煮取一升，

去滓，顿服。

发汗后，其人脐下悸者，欲作奔豚，属**茯苓桂枝甘草大枣汤**。方十一。

茯苓半斤　桂枝四两，去皮　甘草一两，炙　大枣十五枚，擘

上四味，以甘烂水一斗，先煮茯苓减二升，内诸药，煮取三升，去滓，温服一升，日三服。作甘烂水法：取水二斗，置大盆内，以杓扬之，水上有珠子五六千颗相逐，取用之。

发汗后，腹胀满者，属**厚朴生姜半夏甘草人参汤**。方十二。

厚朴半斤，炙　生姜半斤　半夏半升，洗　甘草二两，炙　人参一两

上五味，以水一斗，煮取三升，去滓，温服一升，日三服。

发汗病不解，反恶寒者，虚故也，属**芍药甘草附子汤**。方十三。

芍药三两　甘草三两　附子一枚，炮，去皮，破六片

上三味，以水三升，煮取一升二合，去滓，分温三服。疑非仲景方。

发汗后，恶寒者，虚故也；不恶寒，但热者，实也，当和胃气，属**调胃承气汤**证。十四。用前第五方，一法用小承气汤。

太阳病，发汗后，大汗出，胃中干❶，烦躁不得眠，欲得饮水者，

---

❶ 干：《脉经》卷七作"燥"。义胜。

少少与饮之，令胃气和则愈。若脉浮，小便不利，微热消渴者，属**五苓散**。方十五。

猪苓十八铢，去皮　泽泻一两六铢　白术十八铢　茯苓十八铢　桂枝半两，去皮

上五味，捣为散，以白饮和服方寸匕，日三服，多饮暖水，汗出愈。

发汗已，脉浮数，烦渴者，属五苓散证。十六。用前第十五方。

伤寒汗出而渴者，宜五苓散；不渴者，属**茯苓甘草汤**。方十七。

茯苓二两　桂枝二两　甘草一两，炙　生姜一两

上四味，以水四升，煮取二升，去滓，分温三服。

太阳病发汗，汗出不解，其人仍发热，心下悸，头眩，身𥆧动，振振欲擗一作僻。地者，属**真武汤**。方十八。

茯苓三两　芍药三两　生姜三两，切　附子一枚，炮，去皮，破八片　白术二两

上五味，以水八升，煮取三升，去滓，温服七合，日三服。

伤寒汗出解之后，胃中不和，心下痞鞭，干噫食臭，胁下有水气，腹中雷鸣下利者，属**生姜泻心汤**。方十九。

生姜四两　甘草三两，炙　人参三两　干姜一两　黄芩三两　半夏半斤，洗　黄连一两　大枣十二枚，擘

上八味，以水一斗，煮取六升，去滓，再煎取三升，温服一升，日三服。生姜泻心汤，本云：理中人参黄芩汤去桂枝、术，加黄连，并泻肝法。

伤寒发热，汗出不解，心中痞鞭，呕吐而下利者，属**大柴胡汤**。方二十。

柴胡半斤　枳实四枚，炙　生姜五两　黄芩三两　芍药三两　半夏半升，洗　大枣十二枚，擘

上七味，以水一斗二升，煮取六升，去滓，再煎取三升，温服一升，日三服。一方加大黄二两，若不加，恐不名大柴胡汤。

阳明病，自汗出，若发汗，小便自利者，此为津液内竭，虽鞕不可攻之。须自欲大便，宜蜜煎导而通之。若土瓜根及大猪胆汁，皆可为导。二十一。

蜜煎方

食蜜七合

上一味，于铜器内，微火煎，当须凝如饴状，搅之勿令焦著，欲可丸，并手捻作挺，令头锐，大如指许，长二寸。当热时急作，冷则鞭。以内谷道中，以手急抱，欲大便时，乃去之。疑非仲景意，已试甚良。

又大猪胆一枚，泻汁，和少许法醋，以灌谷道内，如一食顷，当大便出宿食恶物，甚效。

太阳病三日，发汗不解，蒸蒸发热者，属胃也，属**调胃承气汤**证。二十二。用前第五方。

大汗出，热不去，内拘急，四肢疼，又下利厥逆而恶寒者，属四逆汤证。二十三。用前第五方。

发汗后不解，腹满痛者，急下之，宜**大承气汤**。方二十四。

大黄四两，酒洗　厚朴半斤，炙枳实五枚，炙　芒消三合

上四味，以水一斗，先煮二物，取五升，内大黄，更煮取二升，去滓，内芒消，更一二沸，分再服。得利者，止后服。

发汗多，亡阳谵（谵）语者，不可下，与**柴胡桂枝汤**，和其荣卫，以通津液，后自愈。方二十五。

柴胡四两　桂枝一两半，去皮黄芩一两半　芍药一两半　生姜一两半　大枣六个，擘　人参一两半　半夏二合半，洗　甘草一两，炙

上九味，以水六升，煮取三升，去滓，温服一升，日三服。

辨不可吐第十八

合四证

太阳病，当恶寒发热，今自汗出，反不恶寒发热，关上脉细数者，以医吐之过也。若得病一二日吐之者，腹中饥，口不能食；三四日吐之者，不喜糜粥，欲食冷食，

朝食暮吐。以医吐之所致也，此为小逆。

太阳病，吐之，但太阳病当恶寒，今反不恶寒，不欲近衣者，此为吐之内烦也。

少阴病，饮食入口则吐，心中嗢嗢欲吐，复不能吐，始得之，手足寒，脉弦迟者，此胸中实，不可下也❶。若膈上有寒饮，干呕者，不可吐也，当温之❷。

诸四逆厥者，不可吐❸之，虚家亦然。

辨可吐第十九

合二法　五证

大法，春宜吐。

凡用吐，汤中病便止，不必尽剂也。

病如桂枝证，头不痛，项不强，寸脉微浮，胸中痞鞕，气上撞咽喉不得息者，此为有寒，当吐之❹。一云：此以内有久痰，宜吐之。

病胸上诸实，一作寒。胸中郁郁而痛，不能食，欲使人按之，而反有涎唾，下利日十余行，其脉反迟，

---

❶ 也：本书卷六"也"下有"当吐之"三字。义胜。

❷ 之：本书卷六有"宜四逆汤"。

❸ 吐：本书卷六作"下"。

❹ 之：本书卷四"之"下有"宜瓜蒂散"四字。

寸口脉微滑，此可吐之。吐之，利则止。

少阴病，饮食入口则吐，心中嗢嗢欲吐复不能吐者，宜吐之。

宿食在上管者，当吐之。

病手足逆冷，脉乍结，以客气在胸中，心下满而烦，欲食不能食者，病在胸中，当吐之。

卷 第 九

辨不可下病脉证
并治第二十

合四法　方六首

脉濡而弱，弱反在关，濡反在巅，微反在上，涩反在下。微则阳气不足，涩则无血，阳气反微，中风汗出，而反躁烦；涩则无血，厥而且寒。阳微则不可下，下之则心下痞鞕。

动气在右，不可下，下之则津液内竭，咽燥鼻干，头眩心悸也。

动气在左，不可下，下之则腹内拘急，食不下，动气更剧，虽有身热，卧则欲蜷。

动气在上，不可下，下之则掌握热烦，身上浮冷，热汗自泄，欲得水自灌。

动气在下，不可下，下之则腹胀满，卒起头眩，食则下清谷，心下痞也。

咽中闭塞，不可下，下之则上轻下重，水浆不下，卧则欲蜷，身急痛，下利日数十行。

诸外实者，不可下，下之则发微热，亡脉厥者，当齐❶握热。

诸虚者，不可下，下之则大渴，求水者易愈，恶水者剧。

脉濡而弱，弱反在关，濡反在巅，弦反在上，微反在下。弦为阳运，微为阴寒，上实下虚，意欲得温。微弦为虚，虚者不可下也。微则为咳，咳则吐涎，下之则咳止，而利因不休，利不休，则胸中如虫啮，粥入则出，小便不利，两胁拘急，喘息为难，颈背相引，臂则不仁。极寒反汗出，身冷若冰，眼睛不慧，语言不休，而谷气多入，此为除中，亦云消中。口虽欲言，舌不得前。

脉濡而弱，弱反在关，濡反在巅，浮反在上，数反在下。浮为阳虚，数为无血。浮为虚，数生热；浮为虚，自汗出而恶寒；数为痛，振而寒栗。微弱在关，胸下为急，喘汗而不得呼吸，呼吸之中，痛在于胁，振寒相搏，形如疟状。医反下之，故令脉数发热，狂走见鬼，

---

❶ 齐：通“脐”。

心下为痞，小便淋漓，少腹甚鞕，小便则尿血也。

脉濡而紧，濡则卫气微，紧则荣中寒，阳微卫中风，发热而恶寒，荣紧胃气冷，微呕心内烦。医谓有大热，解肌而发汗，亡阳虚烦躁，心下苦痞坚，表里俱虚竭，卒起而头眩，客热在皮肤，怅怏不得眠。不知胃气冷，紧寒在关元，技巧无所施，汲水灌其身。客热应时罢，栗栗而振寒，重被而覆之，汗出而冒巅，体惕而又振，小便为微难。寒气因水发，清谷不容闲，呕变反肠出，颠倒不得安，手足为微逆，身冷而内烦，迟欲从后救，安可复追还。

脉浮而大，浮为气实，大为血虚。血虚为无阴，孤阳独下阴部者，小便当赤而难，胞中当虚，今反小便利，而大汗出，法应卫家当微，今反更实，津液四射，荣竭血尽，干烦而不眠，血薄肉消，而成暴—云黑。液。医复以毒药攻其胃，此为重虚，客阳去有期，必下如污泥而死。

脉浮而紧，浮则为风，紧则为寒，风则伤卫，寒则伤荣，荣卫俱病，骨节烦疼，当发其汗，而不可下也。

趺阳脉迟而缓，胃气如经也。趺阳脉浮而数，浮则伤胃，数则动脾，此非本病，医特下之所为也。荣卫内陷，其数先微，脉反但浮，

其人必大便鞕，气噫而除。何以言之，本以数脉动脾，其数先微，故知脾气不治，大便鞕，气噫而除。今脉反浮，其数改微，邪气独留，心中则饥，邪热不杀谷，潮热发渴，数脉当迟缓，脉因前后度数如法，病者则饥。数脉不时，则生恶疮也。

脉数者，久数不止。止则邪结，正气不能复，正气却结于脏，故邪气浮之，与皮毛相得。脉数者不可下，下之必烦，利不止。

少阴病，脉微，不可发汗，亡阳故也。阳已虚，尺中弱涩者，复不可下之。

脉浮大，应发汗，医反下之，此为大逆也。

脉浮而大，心下反鞕，有热属脏者，攻之，不令发汗；属腑者，不令溲数，溲数则大便鞕。汗多则热愈，汗少则便难。脉迟尚未可攻。

二阳并病，太阳初得病时，而发其汗，汗先出不彻，因转属阳明，续自微汗出，不恶寒。若太阳证不罢者，不可下，下之为逆。

结胸证，脉浮大者，不可下，下之即死。

太阳与阳明合病，喘而胸满者，不可下❶。

太阳与少阳合病者，心下鞕，颈项强而眩者，不可下。

❶　下：本书《辨太阳病脉证并治中》"下"后有"宜麻黄汤"四字。

诸四逆厥者，不可下之，虚家亦然。

病欲吐者，不可下。

太阳病，有外证未解，不可下，下之为逆。

病发于阳，而反下之，热入因作结胸；病发于阴，而反下之，因作痞。

病脉浮而紧，而复下之，紧反入里，则作痞。

夫病阳多者热，下之则鞕。

本虚，攻其热必哕。

无阳阴强，大便鞕者，下之必清谷腹满。

太阴之为病，腹满而吐，食不下，自利益甚，时腹自痛，下之，必胸下结鞕。

厥阴之为病，消渴，气上撞心，心中疼热，饥而不欲食，食则吐蛔。下之利不止。

少阴病，饮食入口则吐，心中嗢嗢❶欲吐，复不能吐，始得之，手足寒，脉弦迟者，此胸中实，不可下也。

伤寒五六日，不结胸，腹濡，脉虚，复厥者，不可下。此亡血，下之死。

伤寒发热头痛，微汗出，发汗则不识人；熏之则喘，不得小便，心腹满；下之则短气，小便难，头痛背强；加温针则衄。

伤寒脉阴阳俱紧，恶寒发热，则脉欲厥。厥者，脉初来大，渐渐小，更来渐大，是其候也。如此者恶寒，甚者翕翕汗出，喉中痛，若热多者，目赤脉多，睛不慧。医复发之，咽中则伤；若复下之，则两目闭，寒多便清谷，热多便脓血；若熏之，则身发黄；若熨之，则咽燥。若小便利者，可救之；若小便难者，为危殆。

伤寒发热，口中勃勃气出，头痛目黄，衄不可制，贪水者，必呕，恶水者厥。若下之，咽中生疮，假令手足温者，必下重便脓血。头痛目黄者，若下之，则目闭。贪水者，若下之，其脉必厥，其声嘤，咽喉塞；若发汗，则战栗，阴阳俱虚。恶水者，若下之，则里冷不嗜食，大便完谷出；若发汗，则口中伤，舌上白胎，烦躁。脉数实，不大便六七日，后必便血；若发汗，则小便自利也。

得病二三日，脉弱，无太阳柴胡证，烦躁，心下痞。至四日，虽能食，以❷承气汤，少少与微和之，令小安，至六日与承气汤一升。若不大便六七日，小便少，虽不大便，但头鞕，后必溏，未定成鞕，攻之必溏；须小便利，屎定鞕，乃可攻之❸。

脏结无阳证，不往来寒热，其

---

❶　嗢嗢：原作"温温"，《玉函》卷四作"嗢嗢"。嗢嗢，反胃欲呕的声音。据改。

❷　以：本书"以"下有"小"字。

❸　之：本书《辨阳明病脉证并治》"之"下有"宜大承气汤"。

人反静，舌上胎滑者，不可攻也。

伤寒呕多，虽有阳明证，不可攻之。

阳明病，潮热，大便微鞕者，可与大承气汤；不鞕者，不可与之。若不大便六七日，恐有燥屎，欲知之法，少与小承气汤，汤入腹中，转失气者，此有燥屎也，乃可攻之。若不转失气者，此但初头鞕后必溏，不可攻之，攻之必胀满不能食也，欲饮水者，与水则哕。其后发热者，大便必复鞕而少也，宜小承气汤和之。不转失气者，慎不可攻也。**大承气汤**。方一。

大黄四两　厚朴八两，炙　枳实五枚，炙　芒消三合。

上四味，以水一斗，先煮二味，取五升，下大黄，煮取二升，去滓，下芒消，再煮一二沸，分二服，利则止后服。

小承气汤方

大黄四两，酒洗　厚朴二两，炙，去皮　枳实三枚，炙

上三味，以水四升，煮取一升二合，去滓，分温再服。

伤寒中风，医反下之，其人下利日数十行，谷不化，腹中雷鸣，心下痞鞕而满，干呕，心烦不得安。医见心下痞，谓病不尽，复下之，其痞益甚。此非结热，但以胃中虚，客气上逆，故使鞕也，属**甘草泻心汤**。方二。

甘草四两，炙　黄芩三两　干姜三两　大枣十二枚，擘　半夏半升，洗　黄连一两

上六味，以水一斗，煮取六升，去滓，再煎取三升，温服一升，日三服。有人参。见第四卷中。

下利脉大者，虚也，以强下之故也。设脉浮革，因尔肠鸣者，属**当归四逆汤**。方三。

当归三两　桂枝三两，去皮　细辛三两　甘草二两，炙　通草二两　芍药三两　大枣二十五枚，擘

上七味，以水八升，煮取三升，去滓，温服一升，半日三服。

阳明病，身❶合色赤，不可攻之，必发热，色黄者，小便不利也。

阳明病，心下鞕满者，不可攻之。攻之，利遂不止者，死，利止者愈。

阳明病，自汗出，若发汗，小便自利者，此为津液内竭，虽鞕不可攻之。须自欲大便，宜蜜煎导而通之，若土瓜根及猪胆汁，皆可为导。方四。

食蜜七合

上一味，于铜器内，微火煎，当须凝如饴状，搅之勿令焦著，欲可丸，并手捻作挺，令头锐，大如指，长二寸许。当热时急作，冷则鞕。以内谷道中，以手急抱，欲大便时，乃去之。疑非仲景意，已试

❶　身：本书《阳明病脉证并治》作"面"。

甚良。又大猪胆一枚，泻汁，和少许法醋，以灌谷道内。如一食顷，当大便出宿食恶物，甚效。

辨可下病脉证
并治第二十一

合四十四法　方一十一首

大法，秋宜下。

凡可下者，用汤胜丸散，中病便止，不必尽剂也。

阳明病，发热，汗多者，急下之，宜**大柴胡汤**❶。方一。一法用小承气汤。

柴胡八两　枳实四枚，炙　生姜五两　黄芩三两　芍药三两　大枣十二枚，擘　半夏半升，洗

上七味，以水一斗二升，煮取六升，去滓，更煎取三升，温服一升，日三服。一方云，加大黄二两。若不加，恐不成大柴胡汤。

少阴病，得之二三日，口燥咽干者，急下之，宜**大承气汤**。方二。

大黄四两，酒洗　厚朴半斤，炙，去皮　枳实五枚，炙　芒消三合

上四味，以水一斗，先煮二物，取五升，内大黄，更煮取二升，去滓，内芒消，更上微火一两沸，分温再服。得下余勿服。

少阴病，六七日腹满不大便者，急下之，宜大承气汤。三。用前第二方。

少阴病，下利清水，色纯青，心下必痛，口干燥者，可下之，宜大柴胡、大承气汤。四。用前第二方。

下利，三部脉皆平，按之心下鞭者，急下之，宜大承气汤。五。用前第二方。

下利，脉迟而滑者，内实也，利未欲止，当下之，宜大承气汤。六。用前第二方。

阳明少阳合病，必下利，其脉不负者，为顺也。负者，失也，互相克贼，名为负也。脉滑而数者，有宿食，当下之，宜大承气汤。七。用前第二方。

问曰：人病有宿食，何以别之？师曰：寸口脉浮而大，按之反涩，尺中亦微而涩，故知有宿食。当下之，宜大承气汤。八。用前第二方。

下利，不欲食者，以有宿食故也，当下之，宜大承气汤。九。用前第二方。

下利差，至其年月日时复发者，以病不尽故也，当下之，宜大承气汤。十。用前第二方。

病腹中满痛者，此为实也，当下之，宜大承气、大柴胡汤。十一。用前第一、第二方。

下利，脉反滑，当有所去，下乃愈，宜大承气汤。十二。用前第二方。

————

❶　大柴胡汤：本书《辨阳明病脉证并治》作"大承气汤"。

腹满不减，减不足言，当下之，宜大柴胡、大承气汤。十三。用前第一、第二方。

伤寒后脉沉，沉者，内实也，下之解，宜大柴胡汤。十四。用前第一方。

伤寒六七日，目中不了了，睛不和，无表里证，大便难，身微热者，此为实也，急下之，宜大承气、大柴胡汤。十五。用前第一、第二方。

太阳病未解，脉阴阳俱停，一作微。必先振栗汗出而解❶。但阴脉微一作尺脉实。者，下之而解，宜大柴胡汤。十六。用前第一方。一法，用调胃承气汤。

脉双弦而迟者，必心下鞭，脉大而紧者，阳中有阴也，可下之，宜大承气汤。十七。用前第二方。

结胸者，项亦强，如柔痉（痓）状，下之则和❷。十八。结胸门用大陷胸丸。

病人无表里证，发热七八日，虽脉浮数者，可下之，宜大柴胡汤❸。十九。用前第一方。

太阳病，六七日表证仍在，脉微而沉，反不结胸，其人发狂者，以热在下焦，少腹当鞭满，而小便自利者，下血乃愈。所以然者，以太阳随经，瘀热在里故也，宜下之，以**抵当汤**。方二十。

水蛭三十枚，熬 桃仁二十枚，去皮尖 虻虫三十枚，去翅足，熬 大黄三两，去皮，破六片

上四味，以水五升，煮取三升，去滓，温服一升。不下者，更服。

太阳病，身黄，脉沉结，少腹鞭满，小便不利者，为无血也；小便自利，其人如狂者，血证谛，属抵当汤证。二十一。用前第二十方。

伤寒有热，少腹满，应小便不利，今反利者，为有血也。当下之❹，宜**抵当丸**。方二十二。

大黄三两 桃仁二十五个，去皮尖 虻虫去翅足，熬 水蛭各二十个。熬

上四味，捣筛，为四丸，以水一升，煮一丸，取七合，服之。晬时当下血，若不下者，更服。

阳明病，发热汗出者，此为热越，不能发黄也；但头汗出，身无汗，剂颈而还，小便不利，渴引水浆者，以瘀热在里，身必发黄，宜下之❺，以**茵陈蒿汤**。方二十三。

茵陈蒿六两 栀子十四个，擘 大黄二两，破

上三味，以水一斗二升，先煮

---

❶ 必先振栗汗出而解：本书《辨太阳病脉证并治中》此下有"但阳脉微者，先汗出而解"。

❷ 下之则和：本书《辨太阳病脉证并治下》此下有"宜大陷胸丸"。

❸ 宜大柴胡汤：本书《辨阳明病脉证并治》无此五字。

❹ 当下之：本书《辨太阳病脉证并治中》此下有"不可余药"。

❺ 宜下之：本书《辨阳明病脉证并治》无此三字。

茵陈，减六升，内二味，煮取三升，去滓，分温三服。小便当利，尿如皂荚汁状，色正赤，一宿腹减，黄从小便去也。

阳明证，其人喜忘者，必有畜血。所以然者，本有久瘀血，故令喜忘。屎虽鞭，大便反易，其色必黑，宜抵当汤下之。二十四。用前第二十方。

汗一作卧。出谵（谵）语者，以有燥屎在胃中，此为风也。须下者，过经乃可下之。下之若早者，语言必乱，以表虚里实故也。下之愈，宜大柴胡、大承气汤。二十五。用前第一、第二方。

病人烦热，汗出则解，又如疟状，日晡所发热者，属阳明也。脉实者，可下之，宜大柴胡、大承气汤。二十六。用前第一、第二方。

阳明病，谵（谵）语有潮热，反不能食者，胃中有燥屎五六枚也；若能食者，但鞭耳，属大承气汤证。二十七。用前第二方。

下利谵（谵）语者，有燥屎也，属**小承气汤**。方二十八。

大黄四两　厚朴二两，炙，去皮　枳实三枚，炙

上三味，以水四升，煮取一升二合，去滓，分温再服。若更衣者，勿服之。

得病二三日，脉弱，无太阳、柴胡证，烦躁，心下痞，至四五日，虽能食，以承气汤❶，少少与微和

之，令小安，至六日，与承气汤一升。若不大便六七日，小便少者，虽不大便，但初头鞭，后必溏，此未定成鞭也，攻之必溏。须小便利，屎定鞭，乃可攻之，宜大承气汤。二十九。用前第二方。一云大柴胡汤。

太阳病中风，下利呕逆，表解者，乃可攻之。其人漐漐汗出，发作有时，头痛，心下痞鞭满，引胁下痛，干呕则短气，汗出不恶寒者，此表解里未和也，属**十枣汤**。方三十。

芫花熬　赤甘遂　大戟各等分

上三味，各异捣筛，秤已，合治之。以水一升半，煮大肥枣十枚，取八合，去枣，内药末，强人服重一钱匕，羸人半钱，温服之，平旦服。若下少，病不除者，明日更服，加半钱。得快下利后，糜粥自养。

太阳病不解，热结膀胱，其人如狂，血自下，下者愈。其外未解者，尚未可攻，当先解其外；外解已，但少腹急结者，乃可攻之，宜**桃核承气汤**。方三十一。

桃仁五十枚，去皮尖　大黄四两
甘草二两，炙　芒消二两　桂枝二两，去皮

上五味，以水七升，煮四物，取二升半，去滓，内芒消，更上火煎微沸，先食温服五合，日三服，

---

❶　承气汤：本书《辨阳明病脉证并治》作"小承气汤"。

当微利。

伤寒七八日，身黄如橘子色，小便不利，腹微满者，属茵陈蒿汤证。三十二。用前第二十三方。

伤寒发热，汗出不解，心中痞鞕，呕吐而下利者，属大柴胡汤证。三十三。用前第一方。

伤寒十余日，热结在里，复往来寒热者，属大柴胡汤证。三十四。用前第一方。

但结胸，无大热者，以水结在胸胁也，但头微汗出者，属**大陷胸汤**。方三十五。

大黄六两　芒消一升　甘遂末一钱匕

上三味，以水六升，先煮大黄，取二升，去滓，内芒消，更煮一二沸，内甘遂末，温服一升。

伤寒六七日，结胸热实，脉沉而紧，心下痛，按之石鞕者，属大陷胸汤证。三十六。用前第三十五方。

阳明病，其人多汗，以津液外出，胃中燥，大便必鞕，鞕则谵（谵）语，属小承气汤证。三十七。用前第二十八方。

阳明病，不吐不下，心烦者，**属调胃承气汤**。方三十八。

大黄四两，酒洗　甘草二两，炙　芒消半升

上三味，以水三升，煮取一升，去滓，内芒消，更上火微煮令沸，温顿服之。

阳明病，脉迟，虽汗出不恶寒

者，其身必重，短气腹满而喘，有潮热者，此外欲解，可攻里也。手足漐然汗出者，此大便已鞕也，大承气汤主之；若汗出多，微发热恶寒者，外未解也，桂枝汤主之。其热不潮，未可与承气汤；若腹大满不通者，与小承气汤，微和胃气，勿令至大泄下。三十九。大承气汤用前第二方，小承气用前第二十八方。

桂枝汤方

桂枝去皮　芍药　生姜切，各三两　甘草二两，炙　大枣十二枚，擘

上五味，以水七升，煮取三升，去滓，温服一升。服汤后，饮热稀粥一升余，以助药力，取微似汗。

阳明病潮热，大便微鞕者，可与大承气汤；不鞕者，不可与之。若不大便六七日，恐有燥屎，欲知之法，少与小承气汤，汤入腹中，转失气者，此有燥屎也，乃可攻之。若不转失气者，此但初头鞕，后必溏，不可攻之，攻之必胀满不能食也，欲饮水者，与水则哕。其后发热者，大便必复鞕而少也，宜以小承气汤和之。不转失气者，慎不可攻也。四十。并用前方。

阳明病，谵（谵）语，发潮热，脉滑而疾者，小承气汤主之。因与

----

❶ 证：本书《辨阳明病脉证并治》"证"下有"若一服谵（谵）语止者，更莫复服"十字。

承气汤一升，腹中转气者，更服一升；若不转气者，勿更与之。明日又不大便，脉反微涩者，里虚也，为难治，不可更与承气汤。四十一。用前第二十八方。

二阳并病，太阳证罢，但发潮热，手足漐漐汗出，大便难，而谵（谵）语者，下之则愈，宜大承气汤。四十二。用前第二方。

病人小便不利，大便乍难乍易，时有微热，喘冒不能卧者，有燥屎也，属大承气汤证。四十三。用前第二方。

大下后，六七日不大便，烦不解，腹满痛者，此有燥屎也。所以然者，本有宿食故也，属大承气汤证。四十四。用前第二方。

卷 第 十

辨发汗吐下后病脉证
并治第二十二

合四十八法　方三十九首

师曰：病人脉微而涩者，此为医所病也。大发其汗，又数大下之，其人亡血，病当恶寒，后乃发热，无休止时。夏月盛热，欲着复衣，冬月盛寒，欲裸其身。所以然者，阳微则恶寒，阴弱则发热，此医发其汗，使阳气微，又大下之，令阴气弱。五月之时，阳气在表，胃中虚冷，以阳气内微，不能胜冷，故欲着复衣；十一月之时，阳气在里，胃中烦热，以阴气内弱，不能胜热，故欲裸其身。又阴脉迟涩，故知亡血也。

寸口脉浮大，而医反下之，此为大逆。浮则无血，大则为寒，寒气相搏，则为肠鸣。医乃不知，而反饮冷水，令汗大出，水得寒气，冷必相搏，其人则。

太阳病三日，已发汗，若吐，若下，若温针，仍不解者，此为坏病，桂枝不中与之也。观其脉证，知犯何逆，随证治之。

脉浮数者，法当汗出而愈，若下之，身重，心悸者，不可发汗，当自汗出乃解。所以然者，尺中脉微，此里虚，须表里实，津液和，便自汗出愈。

凡病若发汗，若吐，若下，若亡血，无❶津液，阴阳脉❷自和者，必自愈。

大下之后，复发汗，小便不利者，亡津液故也，勿治之，得小便利，必自愈。

下之后，复发汗，必振寒，脉微细。所以然者，以内外俱虚故也。

本发汗，而复下之，此为逆也；若先发汗，治不为逆。本先下之，而反汗之，为逆；若先下之，治不为逆。

太阳病，先下而不愈，因复发汗，以此表里俱虚，其人因致冒，冒家汗出自愈。所以然者，汗出表

---

❶　无：本书《辨太阳病脉证并治中》作"亡"。

❷　脉：本书《辨太阳病脉证并治中》无。

和故也。得表和❶，然后复下之。

得病六七日，脉迟浮弱，恶风寒，手足温，医二三下之，不能食，而胁下满痛，面目及身黄，颈项强，小便难者，与柴胡汤，后必下重。本渴饮水而呕者，柴胡❷不中与也，食谷者哕。

太阳病，二三日不能卧，但欲起，心下必结，脉微弱者，此本有寒分也。反下之，若利止，必作结胸，未止者，四日复下之，此作协热利也。

太阳病，下之，其脉促，一作纵。不结胸者，此为欲解也。脉浮者，必结胸；脉紧者，必咽痛；脉弦者，必两胁拘急；脉细数者，头痛未止；脉沉紧者，必欲呕；脉沉滑者，协热利；脉浮滑者，必下血。

太阳少阳并病，而反下之，成结胸，心下鞭，下利不止，水浆不下，其人心烦。

脉浮而紧，而复下之，紧反入里，则作痞，按之自濡，但气痞耳。

伤寒吐下发汗后，虚烦，脉甚微，八九日心下痞鞭，胁下痛，气上冲咽喉，眩冒，经脉动惕者，久而成痿。

阳明病，能食，下之不解者❸，其人不能食，若攻其热必哕。所以然者，胃中虚冷故也，以其人本虚，攻其热必哕。

阳明病，脉迟，食难用饱，饱则发烦，头眩，必小便难，此欲作谷疸❹。虽下之，腹满如故，所以然者，脉迟故也。

夫病阳多者热，下之则鞭；汗多，极发其汗亦鞭。

太阳病，寸缓关浮尺弱，其人发热，汗出，复恶寒，不呕，但心下痞者，此以医下之也。

太阴之为病，腹满而吐，食不下，自利益甚，时腹自痛。若下之，必胸下结鞭。

伤寒大吐大下之，极虚，复极汗者，其人外气怫郁，复与之水，以发其汗，因得哕。所以然者，胃中寒冷故也。

吐利发汗后，脉平，小烦者，以新虚不胜谷气故也。

太阳病，医发汗，遂发热恶寒，因复下之，心下痞。表里俱虚，阴阳气并竭，无阳则阴独。复加烧针，因胸烦，面色青黄，肤𬌗者，难治。今色微黄，手足温者，易愈。

太阳病，得之八九日，如疟状，发热恶寒，热多寒少，其人不呕，清便欲自可，一日二三度发。脉微缓者，为欲愈也；脉微而恶寒者，

---

❶ 得表和：本书《辨太阳病脉证并治中》作"里未和"。

❷ 柴胡：本书《辨太阳病脉证并治中》"柴胡"后有"汤"字。

❸ 能食下之不解者：本书《辨阳明病脉证并治》无此七字。

❹ 疸：原作疸，据本书《辨阳明病脉证并治》、《脉经》卷七、《玉函》卷三、《千金翼方》卷九改。

此阴阳俱虚，不可更发汗更下更吐也；面色反有热色者，未欲解也，以其不能得小汗出，身必痒，属**桂枝麻黄各半汤**。方一。

桂枝一两十六铢　芍药一两　生姜一两，切　甘草一两，炙　麻黄一两，去节　大枣四枚，擘　杏仁二十四个，汤浸，去皮尖及两人者

上七味，以水五升，先煮麻黄一二沸，去上沫，内诸药，煮取一升八合，去滓，温服六合。本云：桂枝汤三合，麻黄汤三合，并为六合，顿服。

服桂枝汤，或下之，仍头项强痛，翕翕发热，无汗，心下满微痛，小便不利者，属**桂枝去桂加茯苓白术汤**。方二。

芍药三两　甘草二两，炙　生姜三两，切　白术三两　茯苓三两　大枣十二枚，擘

上六味，以水八升，煮取三升，去滓，温服一升，小便利则愈。本云：桂枝汤，今去桂枝，加茯苓白术。

太阳病，先发汗不解，而下❶之，脉浮者不愈。浮为在外，而反下之，故令不愈。今脉浮，故在外，当须解外则愈，宜**桂枝汤**。方三。

桂枝三两，去皮　芍药三两　生姜三两，切　甘草二两，炙　大枣十二枚，擘

上五味，以水七升，煮取三升，去滓，温服一升，须臾歠热稀粥一

升，以助药力，取汗。

下之后，复发汗，昼日烦躁不得眠，夜而安静，不呕，不渴，无表证，脉沉微，身无大热者，属**干姜附子汤**。方四。

干姜一两　附子一枚，生用，去皮，破八片

上二味，以水三升，煮取一升，去滓，顿服。

伤寒若吐若下后，心下逆满，气上冲胸，起则头眩，脉沉紧，发汗则动经，身为振振摇者，属**茯苓桂枝白术甘草汤**。方五。

茯苓四两　桂枝三两，去皮　白术二两　甘草二两，炙

上四味，以水六升，煮取三升，去滓，分温三服。

发汗若下之后，病仍不解，烦躁者，属**茯苓四逆汤**。方六。

茯苓四两　人参一两　附子一枚，生用，去皮，破八片　甘草二两，炙　干姜一两半

上五味，以水五升，煮取二升，去滓，温服七合，日三服。

发汗吐下后，虚烦不得眠，若剧者，必反复颠倒，心中懊憹，属**栀子豉汤**。若少气者，栀子甘草豉汤；若呕者，**栀子生姜豉汤**。七。

肥栀子十四枚，擘　香豉四合，绵裹

---

❶　下：本书《辨太阳病脉证并治中》"下"上有"复"字。

上二味，以水四升，先煮栀子，得二升半，内豉，煮取一升半，去滓，分为二服，温进一服。得吐者，止后服。

栀子甘草豉汤方

肥栀子十四个，擘　甘草二两，炙　香豉四合，绵裹

上三味，以水四升，先煮二味，取二升半，内豉，煮取一升半，去滓，分二服，温进一服。得吐者，止后服。

栀子生姜豉汤方

肥栀子十四个，擘　生姜五两，切　香豉四合，绵裹

上三味，以水四升，先煮二味，取二升半，内豉，煮取一升半，去滓，分二服，温进一服。得吐者，止后服。

发汗若下之，而烦热胸中窒者，属栀子豉汤证。八。用前初方。

太阳病，过经十余日，心下嗢嗢❶欲吐，而胸中痛，大便反溏，腹微满，郁郁微烦，先此时极吐下者，与调胃承气汤。若不尔者，不可与。但欲呕，胸中痛，微溏者，此非柴胡汤证。以呕故知极吐下也，**调胃承气汤**。方九。

大黄四两，酒洗　甘草二两，炙　芒消半升

上三味，以水三升，煮取一升，去滓，内芒消，更上火令沸，顿服之。

太阳病，重发汗，而复下之，不大便五六日，舌上燥而渴，日晡所小有潮热，一云：日晡所发心胸大烦。从心下至少腹鞕满而痛，不可近者，属**大陷胸汤**。方十。

大黄六两，去皮，酒洗　芒消一升　甘遂末一钱匕

上三味，以水六升，煮大黄，取二升，去滓，内芒消，煮两沸，内甘遂末，温服一升，得快利，止后服。

伤寒五六日，已发汗，而复下之，胸胁满微结，小便不利，渴而不呕，但头汗出，往来寒热，心烦者，此为未解也，属**柴胡桂枝干姜汤**。方十一。

柴胡半斤　桂枝三两，去皮　干姜二两　栝楼根四两　黄芩三两　甘草二两，炙　牡蛎二两，熬

上七味，以水一斗二升，煮取六升，去滓，再煎取三升，温服一升，日三服。初服微烦，后汗出便愈。

伤寒发汗，若吐若下，解后，心下痞鞕，噫气不除者，属**旋覆代赭汤**。方十二。

旋覆花三两　人参二两　生姜五两　代赭一两　甘草三两，炙　半夏半升，洗　大枣十二枚，擘

---

❶　嗢嗢：原作"温温"，《玉函》卷四作"嗢嗢"。嗢嗢，反胃欲呕的声音。据改。

上七味，以水一斗，煮取六升，去滓，再煎取三升，温服一升，日三服。

伤寒大下之，复发汗，心下痞，恶寒者，表未解也，不可攻痞，当先解表，表解乃攻痞，解表宜桂枝汤，用前方❶；攻痞宜**大黄黄连泻心汤**。方十三。

大黄二两，酒洗　黄连一两

上二味，以麻沸汤二升渍之，须臾绞去滓，分温再服。有黄芩，见第四卷中。

伤寒若吐下后，七八日不解，热结在里，表里俱热，时时恶风，大渴，舌上干燥而烦，欲饮水数升者，属**白虎加人参汤**。方十四。

知母六两　石膏一斤，碎　甘草二两，炙　粳米六合　人参三两

上五味，以水一斗，煮米熟汤成，去滓，温服一升，日三服。

伤寒若吐若下后，不解，不大便五六日，上至十余日，日晡所发潮热，不恶寒，独语如见鬼状。若剧者，发则不识人，循衣摸床，惕而不安，一云：顺衣妄撮，怵惕不安。微喘直视，脉弦者生，涩者死。微者，但发热，谵（谵）语者，属**大承气汤**。方十五。

大黄四两，去皮，酒洗　厚朴半斤，炙　枳实五枚，炙　芒消三合

上四味，以水一斗，先煮二味，取五升，内大黄，煮取二升，去滓，内芒消，更煮令一沸，分温再服。

得利者，止后服。

三阳合病，腹满身重，难以转侧，口不仁，面垢。又作枯。一云：向经。

谵（谵）语遗尿，发汗则谵（谵）语，下之则额上生汗，若手足逆冷，自汗出者，属**白虎汤**。十六。

知母六两　石膏一斤，碎　甘草二两，炙　粳米六合

上四味，以水一斗，煮米熟汤成，去滓，温服一升，日三服。

阳明病，脉浮而紧，咽燥口苦，腹满而喘，发热汗出，不恶寒，反恶热，身重。若发汗则躁，心愦愦而反谵（谵）语；若加温针，必怵惕烦躁不得眠；若下之，则胃中空虚，客气动膈，心中懊恼，舌上胎者，属栀子豉汤证。十七。用前第七方。

阳明病，下之，心中懊恼而烦，胃中有燥屎者，可攻。腹微满，初头鞕，后必溏，不可攻之。若有燥屎者，宜大承气汤。第十八。用前第十五方。

太阳病，若吐、若下、若发汗后，微烦，小便数，大便因鞕者，与**小承气汤**和之愈。方十九。

大黄四两，酒洗　厚朴二两，炙　枳实三枚，炙

---

❶　用前方：本书《辨太阳病脉证并治下》无此三字。

上三味，以水四升，煮取一升二合，去滓，分温二服。

大汗若大下，而厥冷者，属**四逆汤**。方二十。

甘草二两，炙　干姜一两半　附子一枚，生用，去皮，破八片

上三味，以水三升，煮取一升二合，去滓，分温再服，强人可大附子一枚，干姜四两。

太阳病，下之后，其气上冲者，可与桂枝汤❶；若不上冲者，不得与之。二十一。用前第三方。

太阳病，下之后，脉促胸满者，属**桂枝去芍药汤**。方二十二。促，一作纵。

桂枝三两，去皮　甘草二两，炙　生姜三两　大枣十二枚，擘

上四味，以水七升，煮取三升，去滓，温服一升。本云：桂枝汤，今去芍药。

若微寒者，属**桂枝去芍药加附子汤**。方二十三。

桂枝三两，去皮　甘草二两，炙　生姜三两，切　大枣十二枚，擘　附子一枚，炮

上五味，以水七升，煮取三升，去滓，温服一升。本云：桂枝汤，今去芍药加附子。

太阳病桂枝证，医反下之，利遂不止，脉促者，表未解也；喘而汗出者，属**葛根黄芩黄连汤**。方二十四。促，一作纵。

葛根半斤　甘草二两，炙　黄芩

三两　黄连三两

上四味，以水八升，先煮葛根，减二升，内诸药，煮取二升，去滓，温分再服。

太阳病，下之微喘者，表未解故也，属**桂枝加厚朴杏子汤**。方二十五。

桂枝三两，去皮　芍药三两　生姜三两，切　甘草二两，炙　厚朴二两，炙，去皮　大枣十二枚，擘　杏仁五十个，去皮尖

上七味，以水七升，煮取三升，去滓，温服一升。

伤寒，不大便六七日，头痛有热者，与承气汤。其小便清者，一云：大便青。知不在里，仍在表也，当须发汗；若头痛者，必衄。宜桂枝汤。二十六。用前第三方。

伤寒五六日，大下之后，身热不去，心中结痛者，未欲解也，属**栀子豉汤**证。二十七。用前第七方。

伤寒下后，心烦腹满，卧起不安者，属**栀子厚朴汤**。方二十八。

栀子十四枚，擘　厚朴四两，炙枳实四个，水浸，炙令赤

上三味，以水三升半，煮取一升半，去滓，分二服，温进一服。得吐者，止后服。

伤寒，医以丸药大下之，身热不去，微烦者，属**栀子干姜汤**。方

---

❶ 汤：本书《伤寒例》"汤"下有"方用前法"四字。

二十九。

栀子十四个，擘　干姜二两

上二味，以水三升半，煮取一升半，去滓，分二服。一服得吐者，止后服。

凡用栀子汤，病人旧微溏者，不可与服之。

伤寒医下之，续得下利，清谷不止，身疼痛者，急当救里；后身疼痛，清便自调者，急当救表。救里宜四逆汤，救表宜桂枝汤。三十。并用前方。

太阳病，过经十余日，反二三下之，后四五日，柴胡证仍在者，先与小柴胡。呕不止，心下急，一云：呕止小安。郁郁微烦者，为未解也，可与**大柴胡汤**，下之则愈。方三十一。

柴胡半斤　黄芩三两　芍药三两
半夏半升，洗　生姜五两　枳实四枚，炙　大枣十二枚，擘

上七味，以水一斗二升，煮取六升，去滓，再煎取三升，温服一升，日三服。

一方加大黄二两，若不加，恐不为大柴胡汤。

伤寒十三日不解，胸胁满而呕，日晡所发潮热，已而微利，此本柴胡❶，下之不得利，今反利者，知医以丸药下之，此非其治也。潮热者，实也，先服小柴胡汤以解外，后以**柴胡加芒消汤**主之。方三十二。

柴胡二两十六铢　黄芩一两　人参一两　甘草一两，炙　生姜一两
半夏二十铢，旧云，五枚，洗　大枣四枚，擘　芒消二两

上八味，以水四升，煮取二升，去滓，内芒消，更煮微沸，温分再服，不解更作。

伤寒十三日，过经谵（谵）语者，以有热也，当以汤下之。若小便利者，大便当鞭，而反下利，脉调和者，知医以丸药下之，非其治也。若自下利者，脉当微厥，今反和者，此为内实也，**属调胃承气汤**证。三十三。用前第九方。

伤寒八九日，下之胸满烦惊，小便不利，谵（谵）语，一身尽重，不可转侧者，**属柴胡加龙骨牡蛎汤**。方三十四。

柴胡四两　龙骨一两半　黄芩一两半　生姜一两半，切　铅丹一两半
人参一两半　桂枝一两半，去皮　茯苓一两半　半夏二合半，洗　大黄二两　牡蛎一两半，熬　大枣六枚，擘

上十二味，以水八升，煮取四升，内大黄，切如碁子，更煮一两沸，去滓，温服一升。本云：柴胡汤，今加龙骨等。

火逆下之，因烧针烦躁者，属**桂枝甘草龙骨牡蛎汤**。方三十五。

桂枝一两，去皮　甘草二两，炙
龙骨二两　牡蛎二两，熬

---

❶　柴胡：本书《辨太阳病脉证并治中》"柴胡"下有"证"。

上四味，以水五升，煮取二升半，去滓，温服八合，日三服。

太阳病，脉浮而动数，浮则为风，数则为热，动则为痛，数则为虚。头痛发热，微盗汗出，而反恶寒者，表未解也。医反下之，动数变迟，膈内拒痛，一云：头痛即眩。胃中空虚，客气动膈，短气躁烦，心中懊恼，阳气内陷，心下因鞭，则为结胸，属大陷胸汤证。若不结胸，但头汗出，余处无汗，剂颈而还，小便不利，身必发黄。三十六。用前第十方。

伤寒五六日，呕而发热者，柴胡汤证具，而以他药下之，柴胡证仍在者，复与柴胡汤。此虽已下之，不为逆，必蒸蒸而振，却发热汗出而解。若心下满而鞭痛者，此为结胸也，大陷胸汤主之。用前方。但满而不痛者，此为痞，柴胡不中与之，**属半夏泻心汤**。方三十七。

半夏半升，洗　黄芩三两　干姜三两　人参三两　甘草三两，炙　黄连一两　大枣十二枚，擘

上七味，以水一斗，煮取六升，去滓，再煎取三升，温服一升，日三服。

本以下之，故心下痞，与泻心汤。痞不解其人渴而口燥烦，小便不利者，**属五苓散**。方三十八。一方云：忍之一日乃愈。

猪苓十八铢，去黑皮　白术十八铢　茯苓十八铢　泽泻一两六铢　桂心半两，去皮

上五味，为散，白饮和服方寸匕，日三服。多饮暖水，汗出愈。

伤寒中风，医反下之，其人下利日数十行，谷不化，腹中雷鸣，心下痞鞭而满，干呕，心烦不得安。医见心下痞，谓病不尽，复下之，其痞益甚，此非结热，但以胃中虚，客气上逆，故使鞭也。**属甘草泻心汤**。方三十九。

甘草四两，炙　黄芩三两　干姜三两　半夏半升，洗　大枣十二枚，擘　黄连一两

上六味，以水一斗，煮取六升，去滓，再煎取三升，温服一升，日三服。有人参。见第四卷中。

伤寒服汤药，下利不止，心下痞鞭。服泻心汤已，复以他药下之，利不止。医以理中与之，利益甚。理中，理中焦，此利在下焦，属**赤石脂禹余粮汤**。复不止者，当利其小便。方四十。

赤石脂一斤，碎　太一禹余粮一斤，碎。

上二味，以水六升，煮取二升，去滓，分温三服。

太阳病，外证未除，而数下之，遂协热而利，利下不止，心下痞鞭，表里不解者，**属桂枝人参汤**。方四十一。

桂枝四两，别切，去皮　甘草四两，炙　白术三两　人参三两　干姜三两

上五味，以水九升，先煮四味，取五升，内桂，更煮取三升，去滓，温服一升，日再夜一服。

下后，不可更行桂枝汤，汗出而喘，无大热者，属**麻黄杏子甘草石膏汤**。方四十二。

麻黄四两，去节　杏仁五十个，去皮尖　甘草二两，炙　石膏半斤，碎

上四味，以水七升，先煮麻黄，减二升，去上沫，内诸药，煮取三升，去滓，温服一升。本云：黄耳杯。

阳明病，下之，其外有热，手足温，不结胸，心中懊侬，饥不能食，但头汗出者，属栀子豉汤证。四十三。用前第七初方。

伤寒吐后，腹胀满者，属**调胃承气汤**证。四十四。用前第九方。

病人无表里证，发热七八日，脉虽浮数者，可下之。假令已下，脉数不解，今热则消谷喜饥，至六七日，不大便者，有瘀血，属**抵当汤**。方四十五。

大黄三两，酒洗　桃仁二十枚，去皮尖　水蛭三十枚，熬　虻虫去翅足，三十枚，熬

上四味，以水五升，煮取三升，去滓，温服一升。不下更服。

本太阳病，医反下之，因尔腹满时痛者，属太阴也，属**桂枝加芍药汤**。方四十六。

桂枝三两，去皮　芍药六两　甘草二两，炙　大枣十二枚，擘　生姜三两，切

上五味，以水七升，煮取三升，去滓，分温三服。本云：桂枝汤，今加芍药。

伤寒六七日，大下，寸脉沉而迟，手足厥逆，下部脉不至，喉咽不利，唾脓血，泄利不止者，为难治，属**麻黄升麻汤**。方四十七。

麻黄二两半，去节　升麻一两六铢　当归一两六铢　知母十八铢　黄芩十八铢　萎蕤十八铢，一作菖蒲　芍药六铢　天门冬六铢，去心　桂枝六铢，去皮　茯苓六铢　甘草六铢，炙　石膏六铢，碎，绵裹　白术六铢　干姜六铢

上十四味，以水一斗，先煮麻黄一两沸，去上沫，内诸药，煮取三升，去滓，分温三服。相去如炊三斗米顷令尽，汗出愈。

伤寒本自寒下，医复吐下之，寒格更逆吐下，若食入口即吐，属**干姜黄芩黄连人参汤**。方四十八。

干姜　黄芩　黄连　人参各三两
上四味，以水六升，煮取二升，去滓，分温再服。

伤寒论后序

　　夫治伤寒之法，历观诸家方书，得仲景之多者，惟孙思邈。犹曰："见大医疗伤寒，惟大青、知母等诸冷物投之，极与仲景本意相反。"又曰："寻方之大意，不过三种，一则桂枝，二则麻黄，三则青龙，凡疗伤寒不出之也。"呜呼！是未知法之深者也。奈何仲景之意，治病发于阳者，以桂枝、生姜、大枣之类；发于阴者，以干姜、甘草、附子之类，非谓全用温热药，盖取《素问》辛甘发散之说。且风与寒，非辛甘不能发散之也。而又中风自汗用桂枝；伤寒无汗用麻黄；中风见寒脉、伤寒见风脉用青龙，若不知此，欲治伤寒者，是未得其门矣。然则此之三方，春冬所宜用之，若夏秋之时，病多中暍，当行白虎也。故《阴阳大论》云：脉盛身寒，得之伤寒，脉虚身热，得之伤暑。又云：五月六月，阳气已盛，为寒所折，病热则重。《别论》云：太阳中热，暍是也，其人汗出恶寒，身热而渴，白虎主之。若误服桂枝、麻黄辈，未有不黄发斑出，脱血而得生者。此古人所未至，故附于卷之末云。

金匮要略

〔汉〕 张仲景 述

〔晋〕 王叔和 撰次

〔宋〕 林 亿 校正

张永泰 李秋贵 整理

金匮要略序

　　圣人设医道以济夭枉，俾天下万世，人尽天年，博施济众，仁不可加矣。其后继圣开学，造极精妙，著于时，名于后者，和、缓、扁、仓之外，亦不多见，信斯道之难明也欤！汉长沙太守张仲景，以颖特之资，径造阃奥。于是采撫群书，作《伤寒卒病论》，方合十六卷，以淑后学。遵而用之，困苏废起，莫不应效若神。迹其功在天下，犹水火谷粟然，是其书可有而不可无者也。惜乎后之传者，止得十卷，而六卷则亡之。宋翰林学士王洙偶得《杂病方》三卷于蠹简中，名曰《金匮方论》，即其书也。丰城之剑，不终埋没，何其幸耶！林亿等奉旨校正，并板行于世。今之传者，复失三卷，岂非世无和氏而至宝妄伦于荆石欤？仆幼嗜医书，旁索群隐，乃获于旴之丘氏，遂得与前十卷表里相资，学之者动免掣肘。呜呼！张茂先尝言：神物终当有合。是书也，安知不有所待，而合显于今也？故不敢秘，特勒诸梓，与四方共之。由是张氏之学不遗，轩岐之道昭著。林林总总，寿域同跻，岂曰小补之哉？

后至元庚辰樵川玉佩邓珍敬序

金匮要略方论序

　　张仲景为《伤寒卒病论》，合十六卷，今世但传《伤寒论》十卷，《杂病》未见其书，或于诸家方中载其一二矣。翰林学士王洙在馆阁日，于蠹简中得仲景《金匮玉函要略方》三卷，上则辨伤寒，中则论杂病，下则载其方，并疗妇人，乃录而传之士流，才数家耳。尝以对方证对者施之于人，其效若神。然而或有证而无方，或有方而无证，救疾治病，其有未备。国家诏儒臣校正医书，臣奇先校定《伤寒论》，次校定《金匮玉函经》，今又校成此书，仍以逐方次于证候之下，使仓卒之际，便于检用也。又采散在诸家之方，附于逐篇之末，以广其法。以其《伤寒》文多节略，故断自《杂病》以下，终于饮食禁忌，凡二十五篇，除重复，合二百六十二方，勒成上、中、下三卷，依旧名曰《金匮方论》。臣奇尝读《魏志·华佗传》，云："出书一卷，曰：此书可以活人。"每观华佗凡所疗病，多尚奇怪，不合圣人之经。臣奇谓活人者必仲景之书也。大哉！炎农圣法，属我盛旦，恭惟主上丕承大统，抚育元元，颁行方书，拯济疾苦，使和气盈溢，而万物莫不尽和矣。

太子右赞善大夫臣高保衡
尚书都官员外郎臣孙奇
尚书司封郎中充秘阁校理臣林亿等传上

仲景《金匮》，录岐黄《素》《难》之方，近将千卷，患其混杂烦重，有求难得，故周流华裔九州之内，收合奇异，捃拾遗逸，拣选诸经筋髓，以为《方论》一编，其诸救疗暴病，使知其次第，凡此药石者，是诸仙之所造，服之将来，固无夭横，或治疗不早，或被师误，幸具详焉。

目　　录

卷　上

脏腑经络先后病脉证第一

论十三首　脉证二条

问曰：上工治未病，何也？师曰：夫治未病者，见肝之病，知肝传脾，当先实脾。四季脾王不受邪，即勿补之。中工不晓相传，见肝之病，不解实脾，惟治肝也。

夫肝之病，补用酸，助用焦苦，益用甘味之药调之。酸入肝，焦苦入心，甘入脾。脾能伤肾，肾气微弱，则水不行，水不行，则心火气盛，则伤肺；肺被伤，则金气不行，金气不行，则肝气盛，则肝自愈。此治肝补脾之要妙也。肝虚则用此法，实则不在用之。

经曰："虚虚实实，补不足，损有余"，是其义也。余脏准此。

夫人禀五常，因风气而生长，风气虽能生万物，亦能害万物，如水能浮舟，亦能覆舟。若五脏元真通畅，人即安和，客气邪风，中人多死。千般疢难，不越三条：一者，经络受邪入脏腑，为内所因也；二者，四肢九窍，血脉相传，壅塞不通，为外皮肤所中也；三者，房室、金刃、虫兽所伤，以此详之，病由都尽。

若人能养慎，不令邪风干忤经络；适中经络，未流传脏腑，即医治之；四肢才觉重滞，即导引、吐纳、针灸、膏摩，勿令九窍闭塞；更能无犯王法、禽兽灾伤；房室勿令竭乏，服食节其冷热苦酸辛甘，不遗❶形体有衰，病则无由入其腠理。腠者，是三焦通会元真之处，为血气所注；理者，是皮肤脏腑之文理也。

问曰：病人有气色见❷于面部，愿闻其说。师曰：鼻头色青，腹中痛❸，苦冷❹者死。一云腹中冷，苦痛者死。鼻头色微黑者，有水气。色黄者，胸上有寒；色白者，亡血也。设微赤，非时者，死；其目正圆者，

---

❶　遗：医统本作"遗"。
❷　见：音义同现。显现于外。
❸　痛：《千金翼方》卷二作"冷"。
❹　冷：《千金翼方》卷二作"痛"。

痊（痉）❶，不治。又色青为痛，色黑为劳，色赤为风，色黄者便难，色鲜明者有留饮。

师曰：病人语声寂然，喜惊呼者，骨节间病；语声喑喑然不彻者，心膈间病；语声啾啾然细而长者，头中病。一作痛。

师曰：息摇肩者，心中坚；息引胸中上气者，咳；息张口短气者，肺痿唾沫。

师曰：吸而微数，其病在中焦，实也，当下之即愈，虚者不治。在上焦者，其吸促；在下焦者，其吸远，此皆难治。呼吸动摇振振者，不治。

师曰：寸口脉动者，因其王时而动，假令肝王色青，四时各随其色。肝色青而反色白，非其时色脉，皆当病。

问曰：有未至而至，有至而不至，有至而不去，有至而太过，何谓也？师曰：冬至之后，甲子夜半少阳起，少阳❷之时阳始生，天得温和。以未得甲子，天因温和，此为未至而至也；以得甲子而天未温和，此为至而不至也；以得甲子而天大寒不解，此为至而不去也；以得甲子而天温和如盛夏五六月时，此为至而太过也。

师曰：病人脉浮者在前，其病在表；浮者在后，其病在里，腰痛背强不能行，必短气而极也。

问曰：经云厥阳独行何谓也？

师曰：此为有阳无阴，故称厥阳。

问曰：寸脉沉大而滑，沉则为实，滑则为气，实气相搏，血气入脏即死，入腑即愈，此为卒厥。何谓也？师曰：唇口青，身冷，为入脏即死；如身和，汗自出，为入腑，即愈。

问曰：脉脱入脏即死，入腑即愈，何谓也？师曰：非为一病，百病皆然。譬如浸淫疮，从口起流向四肢者，可治；从四肢流来入口者，不可治。病在外者可治，入里者即死。

问曰：阳病十八，何谓也？师曰：头痛，项、腰、脊、臂、脚掣痛。

阴病十八，何谓也？师曰：咳、上气、喘、哕、咽、肠鸣、胀满、心痛、拘急。

五脏病各有十八，合为九十病。人又有六微，微有十八病，合为一百八病。五劳、七伤、六极、妇人三十六病，不在其中。

清邪居上，浊邪居下，大邪中表，小邪中里，槃饪之邪，从口入者，宿食也。五邪中人，各有法度，风中于前，寒中于暮，湿伤于下，雾伤于上，风令脉浮，寒令脉急，雾伤皮腠，湿流关节，食伤脾胃，

---

❶ 痊（痉）：金·成无己云："痊当作痉，传写之误也"。作"痉"为是。

❷ 阳：原作"阴"，据医统本改。

极寒伤经，极热伤络。

问曰：病有急当救里、救表者，何谓也？师曰：病❶，医下之，续得下利清谷不止，身体疼痛者，急当救里；后身体疼痛，清便自调者，急当救表也。

夫病痼疾，加以卒病，当先治其卒病，后乃治其痼疾也。

师曰：五脏病各有得者愈，五脏病各有所恶，各随其所不喜者为病。病者素不应食，而反暴思之，必发热也。

夫诸病在脏欲攻之，当随其所得而攻之，如渴者，与猪苓汤。余皆仿此。

痉（痓）❷ 湿暍病脉证治第二　暍音谒

论一首　脉证十二条　方十一首

太阳病，发热无汗，反恶寒者，名曰刚痉（痓）。一作痓。余同。

太阳病，发热汗出而不❸恶寒，名曰柔痉（痓）❹。

太阳病，发热，脉沉而细者，名曰痉（痓），为难治❺。

太阳病，发汗太多，因致痉（痓）。

夫风病下之则痉，复发汗，必拘急。

疮家虽身疼痛，不可发汗❻，汗出则痉（痓）。

病者身热足寒，颈项强急，恶寒，时头热，面赤目赤，独头动摇，卒口噤，背反张者，痉（痓）病也。若发其汗者，寒湿相得，其表益虚，即恶寒甚；发其汗已，其脉❼如蛇。一云其脉浛。

暴腹胀大者，为欲解，脉如故，反伏弦者，痉（痓）。

夫痉（痓）脉，按之紧如弦，直上下行。一作筑筑而弦。《脉经》云：痉（痓）家其脉伏坚，直上下。

痉（痓）病有灸疮，难治❽。

太阳病，其证备，身体强几几然，脉反沉迟，此为痉（痓），栝蒌桂枝汤主之。

栝蒌桂枝汤方

栝蒌根二两　桂枝三两　芍药三两　甘草二两　生姜三两　大枣十二枚

上六味，以水九升，煮取三升，分温三服，取微汗。汗不出，食顷，

---

❶ 病：《脉经》卷七作"伤寒"。

❷ 痉（痓）：医统本作"痓"。为是。

❸ 不：《诸病源候论》卷七无。

❹ 痉（痓）：《脉经》卷八"痉（痓）"下有"一云恶寒"四字。

❺ 名曰痉（痓）为难治：《脉经》卷八作"为痓"。

❻ 发汗：《脉经》卷七作"攻其表"。

❼ 脉：《脉经》卷八"脉"下有"浛浛"二字。

❽ 治："治"下原有："《脉经》云：痉（痓）家其脉伏坚，直上下"十二字，显属衍文，据医统本删。

歠热粥发之。

太阳病，无汗而小便反少，气上冲胸，口噤不得语，欲作刚痓（痉），葛根汤主之。

葛根汤方

葛根四两　麻黄三两，去节　桂枝三两，去皮　芍药二两　甘草二两，炙　生姜三两　大枣十二枚

上七味，㕮咀，以水七升，先煮麻黄、葛根，减二升，去沫，内诸药，煮取三升，去滓，温服一升，覆取微似汗，不须歠粥，余如桂枝汤法将息及禁忌。

痓（痉）❶为病，一本痓（痉）字上有刚字。胸满口噤，卧不着席，脚挛急，必龂齿，可与大承气汤。

大承气汤方

大黄四两，酒洗　厚朴半斤，炙，去皮　枳实五枚，炙　芒硝三合

上四味，以水一斗，先煮二物，取五升；去滓，内大黄，煮取二升；去滓，内芒硝，更上火微一二沸，分温再服，得下止服。

太阳病关节疼痛而烦❷，脉沉而细❸一作缓。者，此名湿痹❹。《玉函》云：中湿。湿痹之候，小便不利，大便反快，但当利其小便。

湿家之为病，一身尽疼，一云疼烦。发热，身色如熏黄也。

湿家❺，其人但头汗出，背强，欲得被覆向火。若下之早则哕，或胸满，小便不利，一云利❻。舌上如胎者，以丹田有热，胸上有寒，渴欲得饮而不能饮，则口燥烦❼也。

湿家下之，额上汗出，微喘，小便利一云不利。者，死；若下利不止者亦死。

风❽湿相搏，一身尽疼痛，法当汗出而解，值天阴雨不止，医❾云此可发汗。汗之病不愈者，何也？盖❿发其汗，汗大出者，但风气去，湿气⓫在，是故不愈也。若治风湿者，发其汗，但微微似欲出汗者，风湿俱去也。

湿家病，身疼发热，面黄而喘，头痛，鼻塞而烦，其脉大，自能饮食，腹中和，无病，病在头，中寒湿，故鼻塞，内药鼻中则愈。《脉经》云：病人喘，而无"湿家病"以下至"而喘"十一字。

湿家身烦疼，可与麻黄加术汤

---

❶ 痓（痉）：《脉经》卷八"痓"上有"刚"字。

❷ 而烦：《脉经》卷八无此二字。

❸ 细：《脉经》卷八作"缓"。

❹ 湿痹：《脉经》卷八作"中湿"。

❺ 家：《脉经》卷八第二"家"下有"之为病"三字，与文例合。

❻ 小便不利一云利：《脉经》卷八作"小便利。一云小便不利"。

❼ 烦：《脉经》卷八无。

❽ 风：《脉经》卷八"风"上有"问曰"二字。

❾ 医：《脉经》卷八作"师"。

❿ 盖：《脉经》卷八作"问曰"。

⓫ 气：《脉经》卷八"气"下有"续"字。

发其汗为宜，慎不可以火攻之。

麻黄加术汤方

麻黄三两，去节　桂枝二两，去皮　甘草一两，炙　杏仁七十个，去皮尖　白术四两

上五味，以水九升，先煮麻黄，减二升，去上沫，内诸药，煮取二升半，去滓，温服八合，覆取微似汗。

病者一身尽疼，发热，日晡所剧者，名风湿。此病伤于汗出当风，或久伤取冷所致也，可与麻黄杏仁薏苡甘草汤。

麻黄杏仁薏苡甘草汤方

麻黄去节，半两，汤泡　甘草一两，炙　薏苡仁半两　杏仁十个，去皮尖，炒❶

上剉麻豆大，每服四钱匕，水盏半，煮八分，去滓，温服。有微汗，避风。

风湿，脉浮，身重，汗出，恶风者，防己黄芪汤❷主之。

防己黄芪汤方

防己一两　甘草半两，炒　白术七钱半　黄芪一两一分，去芦❸

上剉麻豆大，每抄五钱匕，生姜四片，大枣一枚，水盏半，煎八分，去滓，温服，良久再服。喘者，加麻黄半两；胃中不和者，加芍药三分；气上冲者，加桂枝三分；下

有陈寒者，加细辛三分。服后当如虫行皮中❹，从腰下如冰，后坐被上，又以一被绕腰以下，温，令微汗，差。

伤寒八九日，风湿相搏，身体疼烦，不能自转侧，不呕不渴，脉浮虚而涩者，桂枝附子汤主之。若大便坚，小便自利者，去桂加白术汤❺主之。

桂枝附子汤方

桂枝四两，去皮　生姜三两，切　附子三枚，炮，去皮，破八片　甘草二两，炙　大枣十二枚，擘

上五味，以水六升，煮取二升，去滓，分温三服❻。

白术附子汤方

白术二两　附子一枚半，炮，去皮　甘草一两，炙　生姜一两半，切　大枣六枚

---

❶　十个去皮尖炒：《外台》卷十九"十个"作"二两"，无"去皮尖炒"四字。

❷　防己黄芪汤：《脉经》卷八作"防己汤"。

❸　一两一分去芦：《外台》卷十九作"蜀黄芪五分"。

❹　中：《外台》卷十九在"中"下有"忌桃李雀肉海藻菘菜"九字。

❺　去桂加白术汤：《脉经》卷八作"术附子汤"，《外台》卷一作"附子白术汤"。

❻　服：《外台》卷一"服"下有"忌生姜、猪肉、海藻、菘菜"九字。

上五味，以❶水三升，煮取一升，去滓，分温三服。一服觉身痹，半日许再服，三服都尽，其人如冒状，勿怪，即是术附并走皮中逐水气，未得除故耳❷。

风湿相搏，骨节疼烦，掣痛不得屈伸，近之则痛剧，汗出短气，小便不利，恶风不欲去衣，或身微肿者，甘草附子汤❸主之。

甘草附子汤方

甘草二两，炙　附子二枚，炮，去皮　白术二两　桂枝四两，去皮

上四味，以水六升，煮取三升，去滓，温服一升，日三服。初服得微汗则解，能食，汗出复烦者，服五合，恐一升多者，服六七合为妙。

太阳中暍，发热恶寒，身重而疼痛，其脉弦细芤迟。小便已，洒洒然毛耸，手足逆冷；小有劳，身即热，口开前❹板齿燥。若发其汗，则其恶寒甚；加温针，则发热甚；数下之，则淋甚。

太阳中热者，暍是也。汗出恶寒，身热而渴，白虎加人参汤❺主之。

白虎人参汤方

知母六两　石膏一斤，碎　甘草二两　粳米六合　人参三两

上五味，以水一斗，煮米熟汤成，去滓，温服一升，日三服。

太阳中暍，身热疼重❻而脉微弱，此以夏月伤冷水，水行皮中所致也，一物瓜蒂汤主之。

一物瓜蒂汤方

瓜蒂二七个

上剉，以水一升，煮取五合，去滓，顿服。

百合狐惑阴阳毒病脉❼证治第三

论一首　证三条　方十二首

论曰：百合病者，百脉一宗，悉治其病也。意欲食复不能食，常默默，欲卧不能卧，欲行不能行，饮食或有美时，或有不用闻食臭时，如寒无寒，如热无热，口苦，小便赤，诸药不能治，得药则剧吐利，

❶　以：《外台》卷一"以"上有"切"字。

❷　未得除故耳：《外台》卷一"故耳"作"故使人如冒状也"，后又有"本云附子一枚，今加之二枚，名附子汤。忌葱、猪肉、菘菜、海藻、桃、李、雀肉等"二十八字。

❸　甘草附子汤：《外台》卷十九作"四物附子汤"。

❹　口开前：原作"口前开"，据《伤寒论》卷二《辨痉（痉）湿暍脉证并治第四》乙正。

❺　白虎人参汤：《脉经》卷八作"白虎汤"。

❻　重：《脉经》卷八作"痛"。

❼　脉：原脱，据《脉经》卷八补。

如有神灵者，身形如和，其脉微数。每溺时头痛者，六十日乃愈；若溺时头不痛，淅然者，四十日愈；若溺快然，但头眩者，二十日愈。其证或未病而预见，或病四五日而出，或病二十日、或一月微❶见者，各随证治之。

百合病发汗后者❷，百合知母汤主之。

百合知母汤方

百合七枚，擘　知母三两，切❸

上先以水洗百合，渍一宿，当白沫出，去其水，更以泉水二升，煎❹取一升，去滓❺；别以泉水二升煎知母，取一升，去滓，后合和煎，取一升五合，分温再服❻。

百合病下之后者，滑石代赭汤❼主之。

滑石代赭汤方

百合七枚，擘　滑石三两，碎，绵裹　代赭石如弹丸大一枚，碎，绵裹

上先以水洗百合，渍一宿，当白沫出，去其水，更以泉水二升，煎取一升，去滓❽；别以泉水二升煎滑石、代赭，取一升，去滓，后合和重煎，取一升五合，分温服。

百合病吐之后者❷，百合鸡子汤主之。

百合鸡子汤方

百合七枚，擘　鸡子黄一枚

上先以水洗百合，渍一宿，当白沫出，去其水，更以泉水二升，煎取一升，去滓；内鸡子黄，搅匀，煎五分，温服。

百合❾病不经吐、下、发汗，病形如初者，百合地黄汤主之。

百合地黄汤方

百合七枚，擘　生地黄汁一升

上以水洗百合，渍一宿，当白沫出，去其水，更以泉水二升，煎取一升，去滓，内地黄汁，煎取一升五合，分温再服。中病，勿更服，大便当❿如漆。

百合病一⓫月不解，变成渴者，百合洗方主之。

---

❶　微：《外台》卷二作"复"。

❷　者：《千金要方》卷十"者"上有"更发"二字。

❸　切：《千金要方》卷十无。

❹　煎：《千金要方》卷十和《外台》卷二并作"煮"。

❺　滓：《外台》卷二"滓"下有"置之一处"四字。

❻　服：《千金要方》卷十"服"下有"不差，更依法合服"七字。

❼　滑石代赭汤：《外台》卷二、《千金要方》卷十并作"百合滑石代赭汤"。

❽　滓：《外台》卷二下"滓"有"置一厢"三字。

❾　合：《千金要方》卷十"合"下有"始"字。

❿　当：医统本作"常"。

⓫　一：《千金要方》卷十作"经"。

百合洗方

上以百合一升，以水一斗，渍之一宿，以洗身。洗已，食煮饼，勿以盐豉也。

百合病渴不差者，栝蒌牡蛎散主之。

栝蒌牡蛎散方

栝蒌根　牡蛎熬。等分

上为细末，饮服方寸匕，日三服。

百合病变发热者，一作发寒热。百合滑石散主之。

百合滑石散方

百合一两，炙　滑石三两

上为散，饮服方寸匕，日三服，当微利者，止服，热则除。

百合病见于阴者，以阳法救之；见于阳者，以阴法救之。见阳攻阴，复发其汗，此为逆❶，见阴攻阳，乃复下之，此亦为逆❶。

狐惑之为病，状如伤寒，默默欲眠，目不得闭，卧起不安，蚀于喉为惑，蚀于阴❷为狐，不欲饮食，恶闻食臭，其面目乍赤、乍黑、乍白。蚀于上部则声喝，一作嗄。甘草❸泻心汤主之。

甘草泻心汤方

甘草四两　黄芩　人参　干姜各三两　黄连一两　大枣十二枚　半夏半升

上七味，水一斗，煮取六升，去滓，再煎，温服一升，日三服。

蚀于下部则咽干，苦参汤洗之。

苦参汤方❹

苦参一升

以水一斗，煎取七升，去滓，熏洗，日三服。

蚀于肛者，**雄黄熏**之。

雄黄

上一味为末，筒瓦二枚合之，烧，向肛熏之。

《脉经》云：病人或从呼吸上蚀其咽，或从下焦蚀其肛阴，蚀上为惑，蚀下为狐。狐惑病者，猪苓散主之。

病者脉数，无热，微烦，默默但❺欲卧，汗出，初得之三四日，目赤如鸠眼；七八日，目四眦一本此有黄字。黑❻。若能食者，脓已成也，赤豆当归散主之。

赤豆当归散方

赤小豆三升，浸令芽出，曝干

---

❶　逆：《脉经》卷八"逆"后有"其病难治"四字。

❷　阴：《诸病源候论》卷八、《千金要方》卷十"阴"下均有"肛"字。

❸　甘草：《脉经》卷八、《千金要方》卷十、《外台》卷二均无"甘草"二字。

❹　苦参汤方：原阙，据医统本补。

❺　但：《脉经》卷八无。

❻　黑：《脉经》卷八、《千金要方》卷十、《外台》卷二"黑"上均有"黄"字。

当归❶三两

上二味，杵为散，浆水服方寸
匕，日三服。

阳毒之为病，面赤斑斑如锦文，
咽喉痛，唾脓血，五日可治，七日
不可治，升麻鳖甲❷汤主之。

阴毒之为病，面目青，身痛如
被杖，咽喉痛，五日可治，七日不
可治，升麻鳖甲❷汤去雄黄、蜀椒
主之。

升麻鳖甲汤方

升麻二两　当归一两　蜀椒炒去
汗，一两　甘草二两　鳖甲手指大一
片，炙　雄黄半两，研

上六味，以水四升，煮取一升，
顿服之，老少再服取汗。

《肘后》《千金要方》阳毒用升麻汤，
无鳖甲有桂，阴毒用甘草汤，无雄黄。

疟病脉证并治第四

证二条　方六首

师曰：疟脉自弦，弦数者多热，
弦迟者多寒，弦小紧者下之差❸，弦
迟者可温之，弦紧者可发汗，针灸
也。浮大者可吐之，弦数者风发也，
以饮食消息止之。

病疟，以月一日发，当以十五
日愈；设不差，当月尽解；如其不
差，当如何？师曰：此结为癥瘕，
名曰疟母，急治之，宜鳖甲煎丸。

鳖甲煎丸方

鳖甲十二分，炙　乌扇三分，烧
黄芩三分　柴胡六分　鼠妇三分，熬
干姜三分　大黄三分　芍药五分　桂
枝三分　葶苈一分，熬　石韦三分，
去毛　厚朴三分　牡丹五分，去心
瞿麦二分　紫葳三分　半夏一分　人
参一分　䗪虫五分，熬　阿胶三分，
炙　蜂窠四分，炙　赤消十二分　蜣
蜋六分，熬　桃仁二分

上二十三味为末。取锻灶下
灰一斗，清酒一斛五斗，浸灰，
候酒尽一半，着鳖甲于中，煮令
泛烂如胶漆，绞取汁，内诸药，
煎为丸，如梧子大，空心服七丸，
日三服。

《千金方》用鳖甲十二片，又有海藻
三分、大戟一分、䗪虫五分，无鼠妇、
赤消二味，以鳖甲煎和诸药为丸。

师曰：阴气孤绝，阳气独发，
则热而少气烦冤，手足热而欲呕，
名曰瘅疟。若但热不寒者，邪气内
藏于心，外舍分肉之间，令人消铄
脱肉。

温疟者，其脉如平，身无寒但
热，骨节疼烦，时呕，白虎加桂枝
汤主之。

---

❶　当归：原剂量阙，据《千金要方》卷
十、《外台》卷二补。

❷　鳖甲：《脉经》卷八无"鳖甲"二字。

❸　下之差：《脉经》卷八作"可下之"。

白虎加桂枝汤方

知母六两　甘草二两，炙　石膏一斤❶　粳米二合　桂枝去皮，三两

上剉，每五钱，水一盏半，煎至八分，去滓，温服，汗出愈。

疟多寒者，名曰牡疟❷。蜀漆散主之。

蜀漆散方

蜀漆烧去腥　云母烧二日夜　龙骨等分

上三味，杵为散，未发前，以浆水服半钱。温疟加蜀漆半分，临发时，服一钱匕。一方云母作云实。

附《外台秘要》方

牡蛎汤　治牡疟❸。

牡蛎四两，熬　麻黄四两，去节　甘草二两❹　蜀漆三两❺

上四味，以水八升，先煮蜀漆、麻黄，去上沫，得六升，内诸药，煮取二升，温服一升。若吐，则勿更服。

柴胡去半夏加栝蒌汤　治疟病发渴者，亦治劳疟❻。

柴胡八两　人参　黄芩　甘草各三两❼　栝蒌根四两　生姜二两　大枣十二枚

上七味，以水一斗二升，煮取六升，去滓，再煎取三升，温服一升，日二服。

柴胡桂姜汤　治疟寒多微有热，或但寒不热。服一剂如神。

柴胡半斤　桂枝三两，去皮　干姜二两　栝蒌根四两　黄芩三两　牡蛎三两，熬　甘草二两，炙

上七味，以水一斗二升，煮取六升，去滓，再煎取三升，温服一升，日三服。初服微烦，复服汗出，便愈。

中风历节病脉证并治第五

论一首　脉证三条　方十二首

夫风之为病，当半身不遂；或但臂不遂者，此为痹。脉微而数，中风使然。

寸口脉浮而紧，紧则为寒，浮则为虚，寒虚相搏，邪在皮肤；浮者血虚，络脉空虚，贼邪不泻，或左或右，邪气反缓，正气即急，正气引邪，喎僻不遂。邪在于络，肌肤不仁；邪在于经，即重不胜；邪入于腑，即不识人；邪入于脏，舌

---

❶　斤：《千金要方》卷十"斤"下有"碎"字。

❷　牡疟：《外台》卷五引《伤寒论》作"牝疟"。

❸　牡疟：《伤寒论》"牝疟多寒者，名牝疟，牡蛎汤主之"。可参。

❹　二两：《外台》卷十作"三两，炙"。

❺　两：《外台》卷十"两"下有"若无，用常山代之"七字。

❻　亦治劳疟：《外台》卷五无此四字。

❼　两：《外台》卷五"两"下有"炙"字。

即难言，口吐涎。

侯氏黑散　治大风，四肢烦重，心中恶寒不足者。《外台》治风癫。

菊花四十分　白术十分　细辛三分　茯苓三分　牡蛎三分　桔梗八分　防风十分　人参三分　矾石三分　黄芩三分　当归三分　干姜三分　芎䓖三分　桂枝三分

上十四味，杵为散，酒服方寸匕，日一服。初服二十日，温酒调服，禁一切鱼肉大蒜，常宜冷食，六十日止，即药积在腹中不下也，热食即下矣，冷食自能助药力。

寸口脉迟而缓，迟则为寒，缓则为虚，荣缓则为亡血，卫缓则为中风。邪气中经，则身痒而瘾疹。心气不足，邪气入中，则胸满而短气。

风引汤❶　除热瘫痫。

大黄　干姜　龙骨各四两　桂枝❷三两　甘草❸　牡蛎各二两　寒水石　滑石　赤石脂　白石脂　紫石英　石膏各六两

上十二味，杵，粗筛，以韦囊盛之，取三指撮，井花水三升，煮三沸，温服一升。治大人风引，少小惊痫瘛疭，日数十后❹，医所不疗，除热方。巢氏云：脚气宜风引。

防己地黄汤　治病如狂状，妄行，独语不休，无寒热，其脉浮。

防己一钱　桂枝三钱　防风三钱

甘草二钱

上四味，以酒一杯，渍之一宿，绞取汁，生地黄二斤，㕮咀，蒸之如斗米饭，久以铜器盛其汁，更绞地黄汁，和分再服。

头风摩散❺方

大附子一枚，炮　盐等分

上二味，为散。沐了，以方寸匕，已摩疾❻上，令药力行❼。

寸口脉沉而弱，沉即主骨，弱即主筋，沉即为肾，弱即为肝。汗出入水中，如水伤心，历节黄汗出，故曰历节。

趺阳脉浮而滑，滑则谷气实，浮则汗自出。

少阴脉浮而弱，弱则血不足，浮则为风，风血相搏，即疼痛如掣。盛人脉涩小，短气，自汗出，历节疼不可屈伸，此皆饮酒汗出当风所致。

诸肢节疼痛，身体魁羸，脚肿

---

❶　风引汤：《千金要方》卷十四作"紫石煮散"，《外台》卷十五作"紫石汤方"。

❷　桂枝：《千金要方》卷十四、《外台》卷十五并作"桂心"。

❸　甘草：《外台》卷十五"甘草"下有"炙"字。

❹　后：医统本作"发"。

❺　散：《千金要方》卷十三无。

❻　疾：《千金要方》卷十三作"顶"。

❼　令药力行：《千金要方》卷十三无此四字。

如脱，头眩短气，嗢嗢❶欲吐，桂枝芍药知母汤主之。

桂枝芍药知母汤方

桂枝四两　芍药三两　甘草二两　麻黄二两　生姜五两　白术五两　知母四两　防风四两　附子二枚，炮

上九味，以水七升，煮取二升，温服七合，日三服。

味酸则伤筋，筋伤则缓，名曰泄；咸则伤骨，骨伤则痿，名曰枯；枯泄相搏，名曰断泄。荣气不通，卫不独行，荣卫俱微，三焦无所御，四属断绝，身体羸瘦，独足肿大。黄汗出，胫冷。假令发热，便为历节也。

病历节，不可屈伸，疼痛，乌头汤主之。

乌头汤方　治脚气疼痛，不可屈伸。

麻黄　芍药　黄芪各三两　甘草炙　川乌五枚，㕮咀，以蜜二升，煎取一升，即出乌豆

上五味，㕮咀四味，以水三升，煮取一升，去滓，内蜜煎中，更煎之，服七合。不知，尽服之。

矾石汤　治脚气冲心。

矾石二两

上一味，以浆水一斗五升，煎三五沸，浸脚良。

附方❷

《古今录验》续命汤　治中风痱，身体不能自收，口不能言，冒昧不知痛处❸，或拘急不得转侧。姚云：与大续命同，兼治妇人产后去血者及老人小儿。

麻黄　桂枝　当归　人参　石膏　干姜　甘草各三两　芎䓖一两❹　杏仁四十枚

上九味，以水一斗，煮取四升，温服一升，当小汗，薄覆脊，凭几坐，汗出则愈。不汗，更服，无所禁，勿当风。并治但伏不得卧，咳逆上气，面目浮肿。

《千金》❺三黄汤　治中风，手足拘急，百节疼痛，烦热心乱恶寒，经日不欲饮食。

麻黄五分　独活四分　细辛二分　黄芪二分　黄芩三分

上五味，以❻水六升，煮取二升，分温三服。一服小汗，二服大汗。心热加大黄二分，腹满加枳实一枚，气逆加人参三分，悸加牡蛎三分，渴加栝蒌根三分，先有寒加附子一枚。

《近效方》术附子汤　治风虚

---

❶　嗢嗢：原作"温温"，《玉函》卷四作"嗢嗢"。嗢嗢，反胃欲呕的声音。据改。

❷　附方：原脱，据本书体例补。

❸　不知痛处：《千金要方》卷八作"不识人"。

❹　一两：底本脱。据《千金要方》卷八、《外台》卷十四补。

❺　千金：《千金要方》卷八作"仲景"。

❻　以：《千金要方》卷八"以"上有"㕮咀"二字。

头重眩，苦极，不知食味，暖肌补中，益精气。

白术二两　附子一枚半，炮，去皮　甘草一两，炙

上三味，剉，每五钱匕，姜五片，枣一枚，水盏半，煎七分，去滓，温服。

崔氏八味丸　治脚气上入，少腹不仁。

干地黄八两　山茱萸　薯蓣各四两　泽泻　茯苓　牡丹皮各三两　桂枝❶　附子炮。各一两

上八味，末之，炼蜜和丸梧子大，酒下十五丸，日再服。

《千金方》越婢加术汤❷　治肉极热，则身体津脱，腠理开，汗大泄，厉风气，下焦脚弱。

麻黄六两　石膏半斤　生姜三两　甘草二两　白术四两　大枣十五枚

上六味，以水六升，先煮麻黄，去上沫，内诸药，煮取三升，分温❸三服。恶风加附子一枚，炮。

血痹虚劳病脉证并治第六

论一首　脉证九条　方九首

问曰：血痹病❹从何得之？师曰：夫尊荣人，骨弱肌肤盛，重困疲劳汗出，卧❺不时动摇，加❻被微风，遂得之。但以脉自微涩，在寸口、关上小紧，宜针引阳气，令脉和，紧去则愈。

血痹阴阳俱微，寸口关上微，尺中小紧，外证身体不仁，如风痹❼状，黄芪桂枝五物汤主之。

黄芪桂枝五物汤方

黄芪三两　芍药三两　桂枝三两　生姜六两　大枣十二枚

上五味，以水六升，煮取二升，温服七合，日三服。一方有人参。

夫男子平人，脉大为劳，极虚亦为劳。

男子面色薄者，主渴及亡血，猝喘悸，脉浮者，里虚也。

男子脉虚沉弦，无寒热，短气里急，小便不利，面色白，时目瞑，兼衄，少腹满，此为劳使之然。

劳❽之为病，其脉浮大，手足烦❾，春夏剧，秋冬瘥，阴寒精自出，酸削不能行。

男子脉浮❿弱而涩，为无子，精气清冷。一作冷。

夫失精家，少腹弦急，阴头寒，

---

❶　桂枝：《外台》卷十八作"桂心"。

❷　越婢加术汤：《千金要方》卷十五作"越婢汤"。

❸　温：《千金要方》卷七无。

❹　病：《脉经》卷八无。

❺　卧：《脉经》卷八"卧"上有"起"字。

❻　加：《脉经》卷八作"如"。

❼　痹：《脉经》卷八无。

❽　劳：《脉经》卷八"劳"上有"男子"二字。与文例合。

❾　烦：《脉经》卷八作"暖"字。义胜。

❿　浮：《脉经》卷八下作"微"。

目眩，一作目眶痛。发落，脉极虚芤迟，为清谷，亡血，失精。脉得诸芤动微紧，男子失精，女子梦交，桂枝龙骨牡蛎汤主之。

桂枝加龙骨牡蛎汤方《小品》云：虚羸浮热汗出者，除桂，加白薇、附子各三分，故曰二加龙骨汤。

桂枝　芍药　生姜各三两　甘草二两　大枣十二枚　龙骨　牡蛎各三两❶

上七味，以水七升，煮取三升，分温三服。

天雄散方

天雄三两，炮　白术八两　桂枝六两　龙骨三两

上四味，杵为散，酒服半钱匕，日三服，不知，稍增之。

男子平人，脉虚弱细微者，善盗汗也。

人年五六十，其病脉大者，痹侠背行，苦❷肠鸣，马刀侠瘿者，皆为劳得之。

脉沉小迟，名脱气，其人疾行则喘喝，手足逆寒，腹满，甚则溏泄，食不消化也。

脉弦而大，弦则为减，大则为芤，减则为寒，芤则为虚，虚寒相搏，此名为革。妇人则半产漏下，男子则亡血失精。

虚劳里急，悸，衄，腹中痛，梦失精，四肢酸疼，手足烦热，咽干口燥，小建中汤主之。

小建中汤方

桂枝三两，去皮　甘草三两，炙　大枣十二枚　芍药六两　生姜二两　胶饴一升

上六味，以水七升，煮取三升，去滓，内胶饴，更上微火消解，温服一升，日三服。呕家不可用建中汤，以甜故也。

《千金》疗男女因积冷气滞，或大病后不复常，苦四肢沉重，骨肉酸疼，吸吸少气，行动喘乏，胸满气急，腰背强痛，心中虚悸，咽干唇燥，面体少色，或饮食无味，胁肋腹胀，头重不举，多卧少起，甚者积年，轻者百日，渐致瘦弱，五脏气竭，则难可复常，六脉俱不足，虚寒乏气，少腹拘急，羸瘠百病，名曰黄芪建中汤，又有人参二两。

虚劳里急，诸不足，黄芪建中汤主之。于小建中汤内加黄芪一两半，余依上法。气短胸满者加生姜；腹满者去枣，加茯苓一两半，及疗肺虚损不足，补气加半夏三两。

虚劳腰痛，少腹拘急，小便不利者，八味肾气丸主之。方见脚气中。

虚劳诸不足，风气百疾，薯蓣丸主之。

薯蓣丸方

薯蓣三十分　当归　桂枝　曲

---

❶ 各三两：原阙，据医统本补。

❷ 苦：医统本作"若"。

干地黄 豆黄卷各十分 甘草二十八分 人参七分 芎穷 芍药 白术麦门冬 杏仁各六分 柴胡 桔梗 茯苓各五分 阿胶七分 干姜三分 白敛二分 防风六分 大枣百枚，为膏

上二十一味，末之，炼蜜和丸，如弹子大，空腹酒服一丸，一百丸为剂。

虚劳虚烦不得眠，酸枣汤主之。

酸枣汤方

酸枣仁二升 甘草一两 知母二两 茯苓二两 芎穷二两。《深师》有生姜二两。

上五味，以水八升，煮酸枣仁，得六升，内诸药，煮取三升，分温三服。

五劳虚极羸瘦，腹满不能饮食，食伤，忧伤，饮伤，房室伤，饥伤，劳伤，经络荣卫气伤，内有干血，肌肤甲错，两目黯黑。缓中补虚，大黄䗪虫丸主之。

大黄䗪虫丸方

大黄十分，蒸 黄芩二两 甘草三两 桃仁一升 杏仁一升 芍药四两 干地黄十两 干漆一两 虻虫一升 水蛭百枚 蛴螬一升 䗪虫半升

上十二味，末之，炼蜜和丸小豆大，酒饮服五丸，日三服。

附方

《千金翼》炙甘草❶汤 一云复

脉汤。治虚劳不足，汗出而闷，脉结悸❷，行动如常，不出百日，危急者，十一❸日死。

甘草四两，炙 桂枝 生姜各三两 麦门冬半升 麻仁半升 人参 阿胶各二两 大枣三十枚 生地黄一斤❹

上九味，以❺酒七升，水八升，先煮八味，取三升，去滓，内胶消尽，温服一升，日三服。

《肘后》獭肝散 治冷劳，又主鬼疰一门相染。

獭肝一具，炙干末之，水服方寸匕，日三服。

肺痿肺痈咳嗽上气病脉证治第七

论三首 脉证四条 方十六首

问曰：热在上焦者，因咳为肺痿。肺痿之病，何从❻得之？师曰：或从汗出，或从呕吐，或从

---

❶ 炙甘草：《千金翼方》卷十五作"复脉"。

❷ 悸：《千金翼方》卷十五"悸"上有"心"字。为是，当补。

❸ 十一：《千金翼方》卷十五作"二十一"。

❹ 斤：《千金翼方》卷十五"斤"下有"细切"二字。

❺ 以：《千金翼方》卷十五"以"上有"㕮咀"二字。

❻ 何从：医统本作"从何"，当乙正。

消渴，小便利数，或从便难，又被快药下利，重亡津液，故得之。曰❶：寸口脉数，其人咳，口中反有浊唾涎沫者何？师曰：为肺痿之病。若口中辟辟燥，咳即胸中隐隐痛，脉反滑数，此为肺痈，咳唾脓血。脉数虚者为肺痿，数实者为肺痈。

问曰：病咳逆，脉之何以知此为肺痈？当有脓血，吐之则死，其脉何类？师曰：寸口脉微而数，微则为风，数则为热；微则汗出，数则恶寒。风中于卫，呼气不入；热过于荣，吸而不出。风伤皮毛，热伤血肺❷。风舍❸于肺，其人则咳，口干喘满，咽燥不渴，时唾浊沫，时时振寒。热之所过，血为之凝滞，蓄结痈脓，吐如米粥。始萌可救，脓成则死❹。

上气面浮肿，肩息，其脉浮大，不治；又加利尤甚。

上气喘而躁者，属肺胀，欲作风水，发汗则愈。

肺痿吐涎沫而不咳者，其人不渴，必遗尿，小便数，所以然者，以上虚不能制下故也。此为肺中冷，必眩，多涎唾，甘草干姜汤以温之。若服汤已渴者，属消渴。

甘草干姜汤方

甘草四两，炙　干姜二两，炮

上㕮咀，以水三升，煮取一升五合，去滓，分温再服。

咳而上气，喉中❺水鸡声，射干麻黄汤主之。

射干麻黄汤方

射干十三枚。一法三两　麻黄四两　生姜四两　细辛　紫苑　款冬花各三两　五味子半升　大枣七枚　半夏大者，洗，八枚。一法半升

上九味，以水一斗二升，先煮麻黄两沸，去上沫，内诸药，煮取三升，分温三服。

咳逆上气，时时吐浊❻，但坐不得眠❼，皂荚丸主之。

皂荚丸方

皂荚八两，刮去皮，用酥炙

上一味，末之，蜜丸梧子大，以枣膏和汤服三丸，日三夜一服。

咳而脉浮者，厚朴麻黄汤主之。

厚朴麻黄汤方

厚朴五两　麻黄四两　石膏如鸡

---

❶ 曰：《脉经》卷八"曰"上有"问"字。

❷ 肺：医统本、《脉经》卷八、《千金要方》卷十七并作"脉"。可从。

❸ 舍：原作"含"，据《脉经》卷八、《千金要方》卷十七改。

❹ 死：《千金要方》卷十七作"难治"。

❺ 中：《千金要方》卷十八"中"下有"如"字。

❻ 吐浊：医统本、《千金要方》卷十八并作"唾浊"，无"吐"字。

❼ 眠：《千金要方》卷十八作"卧"。义胜。

子大　杏仁半升　半夏半升　干姜二两
细辛二两　小麦一升　五味子半升

上九味，以水一斗二升，先煮小麦熟，去滓，内诸药，煮取三升，温服一升，日三服。

脉沉者，泽漆汤主之。

泽漆汤方

半夏半升　紫参五两。一作紫菀
泽漆三斤，以东流水五斗，煮取一斗五升　生姜五两　白前五两　甘草　黄芩　人参　桂枝各三两

上九味，叹咀，内泽漆汁中，煮取五升，温服五合，至夜尽。

大逆上气，咽喉不利，止逆下气者，麦门冬汤主之。

麦门冬汤方

麦门冬七升　半夏一升　人参三两　甘草二两　粳米三合　大枣十二枚

上六味，以水一斗二升，煮取六升，温服一升，日三夜一服。

肺痈，喘不得卧，葶苈大枣泻肺汤主之。

葶苈大枣泻肺汤方

葶苈熬令黄色，捣丸如弹丸大　大枣十二枚

上先以水三升，煮枣取二升，去枣，内葶苈，煮取一升，顿服。

咳而胸满，振寒脉数，咽干不渴，时出浊唾腥臭，久久吐脓如米

粥者，为肺痈，桔梗汤主之。桔梗汤方亦治血痹。

桔梗一两　甘草二两

上二味，以水三升，煮取一升，分温再服。则吐脓血也。

咳而上气，此为肺胀，其人喘，目如脱状，脉浮大者，越婢加半夏汤主之。

越婢加半夏汤方

麻黄六两　石膏半斤　生姜三两　大枣十五枚　甘草二两　夏半升

上六味，以水六升，先煎麻黄，去上沫，内诸药，煮取三升，分温三服。

肺胀，咳而上气，烦躁而喘，脉浮者，心下有水，小青龙加石膏汤主之。

小青龙加石膏汤方 《千金》证治同，外更加胁下痛引缺盆。

麻黄　芍药　桂枝　细辛　甘草　干姜各三两　五味子　半夏各半升　石膏二两

上九味，以水一斗，先煮麻黄去沫，内诸药，煮取三升。强人服一升，羸者减之，日三服，小儿服四合。

附方

《外台》炙甘草汤 治肺痿涎唾多，心中温温❶液液者。方见虚劳。

---

❶ 温温：原作"温温"，《玉函》卷四作"嗢嗢"。嗢嗢，反胃欲呕的声音。据改。

《千金》甘草汤

甘草❶

上一味❷，以水三升，煮减半❸，分温三服。

《千金》生姜甘草汤　治肺痿咳唾涎沫不止，咽燥而渴❹。

生姜五两　人参三两　甘草四两　大枣十五枚

上四味❺，以水七升，煮取三升，分温三服。

《千金》桂枝去芍药加皂荚汤　治肺痿吐涎沫❻。

桂枝　生姜各三两　甘草二两　大枣十枚　皂荚一枚，去皮子，炙焦

上五味，以水七升，微微火煮取三升，分温三服。

《外台》桔梗白散　治咳而胸满，振寒脉数，咽干不渴，时出浊唾腥臭，久久吐脓如米粥者，为肺痈。

桔梗　贝母各三分　巴豆一分，去皮❼，熬，研如脂

上三味，为散，强人饮服半钱匕，羸者减之。病在膈上者吐脓血，膈下者泻出，若下多不止，饮冷水一杯则定。

《千金》苇茎汤　治咳有微热烦满，胸中❽甲错，是为肺痈。

苇茎二升　薏苡仁半升　桃仁五十枚　瓜瓣半升

上四味，以水一斗，先煮苇茎得五升，去滓，内诸药，煮取二升，服一升，再服，当吐如脓。

肺痈胸满胀，一身面目浮肿，鼻塞清涕出，不闻香臭酸辛❾，咳逆上气，喘鸣迫塞，葶苈大枣泻肺汤主之。方见上，三日一剂，可至三四剂，此先服小青龙汤一剂乃进。小青龙汤方见咳嗽门中。

奔豚气病脉证治第八

论二首　方三首

师曰：病奔豚，有吐脓，有惊怖，有火邪，此四部病，皆从惊发得之。

师曰❿：奔豚病，从⓫少腹起，

---

❶　草：《千金要方》卷十七"草"下有"二两"。

❷　上一味：《千金要方》卷十七作"㕮咀"。

❸　减半：《千金要方》卷十七作"取一升半，去滓"。

❹　渴：《外台》卷十引《集验方》，"渴"下有小注"一云不渴"四字。

❺　味：《千金要方》卷十七"味"下有"㕮咀"二字。

❻　沫：《千金要方》卷十七"沫"下有"不止"二字。

❼　皮：《外台》卷十此"皮"下有"心"字。

❽　中：《千金要方》卷十七作"心"。

❾　酸辛：《千金要方》卷十七无"酸辛"二字。

❿　师曰：《脉经》卷八无"师曰"二字。

⓫　从：《外台》卷十二"从"上有"气"字。义长。

上冲咽喉，发作❶欲死，复还止❷，皆从惊恐得之。

奔豚气上冲胸，腹痛，往来寒热，奔豚汤主之。

奔豚汤方

甘草　芎䓖　当归各二两　半夏四两　黄芩二两　生葛五两　芍药二两　生姜四两　甘李根白皮一升

上九味，以水二斗，煮取五升，温服一升，日三夜一服。

发汗后❸，烧针令其汗，针处被寒，核起而赤者，必发贲（奔）❹豚，气从小❺腹上至❻心，灸其核上各一壮，与桂枝加桂汤主之。

桂枝加桂汤方

桂枝五两❼　芍药三两　甘草二两，炙　生姜三两　大枣十二枚

上五味，以水七升，微火煮取三升，去滓，温服一升。

发汗后，脐下悸者，欲作贲（奔）豚，茯苓桂枝甘草大枣汤主之。

茯苓桂枝甘草大枣汤方

茯苓半斤　甘草二两，炙　大枣十五枚　桂枝四两

上四味，以甘烂水一斗，先煮茯苓，减二升，内诸药，煮取三升，去滓，温服一升，日三服。甘烂水法：取水二斗，置大盆内，以杓扬之，水上有珠子五六千颗相逐，取用之。

胸痹心痛短气病脉证治第九

论一首　证一首　方十首

师曰：夫脉当取太过❽不及，阳微阴弦，即胸痹而痛，所以然者，责其极虚也。今阳虚知在上焦，所以胸痹、心痛者，以其阴弦故也。

平人无寒热，短气不足以息者，实也。

胸痹之病，喘息咳唾，胸背痛，短气，寸口脉沉而迟，关上小紧数，栝蒌薤白白酒汤主之。

栝蒌薤白白酒汤方

栝蒌实一枚，捣　薤白半升　白酒七升

上三味，同煮，取二升，分温再服。

胸痹不得卧，心痛彻背者，栝

---

❶ 作：《脉经》卷八第十"作"下有"时"字。

❷ 止：《外台》卷十二作"生"。

❸ 发汗后：《伤寒论·辨太阳病脉证并治中》无此三字。

❹ 贲（奔）：通"奔"。《汉书·百官公卿表》："卫士旅贲。"

❺ 小：《伤寒论·辨太阳病脉证并治中》作"少"。

❻ 至：《伤寒论·辨太阳病脉证并治中》作"冲"。

❼ 两：《伤寒论·辨太阳病脉证并治中》"两"下有"去皮"二字。

❽ 过：《脉经》卷八"过"下有"与"字。

蒌薤白半夏汤主之。

栝蒌薤白半夏汤方

栝蒌实一枚　薤白三两　半夏半升　白酒一斗

上四味，同煮，取四升，温服一升，日三服。

胸痹心中痞，留❶气结在胸，胸满，胁下逆❷抢心，枳实薤白桂枝汤主之。人参汤亦主之。

枳实薤白桂枝汤方

枳实四枚　厚朴四两　薤白半斤桂枝一两　栝蒌一枚，捣

上五味，以水五升，先煮枳实厚朴，取二升，去滓，内诸药，煮数沸，分温三服。

人参汤方

人参　甘草　干姜　白术各三两

上四味，以水八升，煮取三升，温服一升，日三服。

胸痹，胸中气塞，短气，茯苓杏仁甘草汤主之；橘枳姜汤亦主之。

茯苓杏仁甘草汤方

茯苓三两　杏仁五十个　甘草一两

上三味，以水一斗，煮取五升，温服一升，日三服。不差，更服。

橘枳姜汤方

橘皮一斤　枳实三两　生姜半斤

上三味，以水五升，煮取二升，分温再服。《肘后》《千金》云："治胸痹，胸中愊愊如满，噎塞习习如痒，喉中涩唾燥沫❸。"

胸痹缓急者，薏苡附子散主之。

薏苡附子散方

薏苡仁十五两　大附子十枚，炮

上二味，杵为散，服方寸匕，日三服。

心中痞，诸逆，心悬痛，桂枝生姜枳实汤主之。

桂姜枳实汤方

桂枝三两　生姜三两　枳实五枚

上三味，以水六升，煮取三升，分温三服。

心痛彻背，背痛彻心，乌头赤石脂丸主之。

赤石脂丸方

蜀椒一两，一法二分　乌头一分，炮　附子半两，炮。一法一分　干姜一两。一法一分　赤石脂一两。一法二分

上五味，末之，蜜丸如梧子大，先食服一丸。日三服。不知，稍加服。

———

❶ 留：医统本无。

❷ 逆：《外台》卷十二"逆"下有"气"字。义长。

❸ 涩唾燥沫：《千金要方》卷十三作"涩燥唾沫"。

附方

九痛丸 治九种心痛。

附子三两，炮 生狼牙一两，炙香巴豆一两，去皮心，熬，研如脂 人参 干姜 吴茱萸各一两

上六味，末之，炼蜜丸，如桐子大，酒下，强人初服三丸，日三服；弱者二丸。兼治卒中恶，腹胀痛，口不能言；又治连年积冷，流注心胸痛，并冷肿❷上气，落马坠车血疾等，皆主之。忌口如常法。

腹满寒疝宿食病脉证治第十

论一首 脉证十六条 方十四首

跌阳脉微弦，法当腹满，不满者必便难，两胠疼痛，此虚寒从下上也，以温药服之。

病者腹满，按之不痛为虚，痛者为实，可下之。舌黄未下者，下之黄自去。

腹满时减，复如故，此为寒，当与温药。

病者痿黄，躁而不渴，胸❸中寒❹实，而利不止者死。

寸口脉弦者，即胁下拘急而痛，其人啬啬恶寒也。

夫中寒家，喜欠，其人清涕出，发热色和者，善嚏。

中寒，其人下利，以里虚也，欲嚏不能，此人肚中寒❺。一云痛。

夫瘦人绕脐痛，必有风冷，谷气不行，而反下之，其气必冲，不冲者，心下则痞。

病腹满，发热十日，脉浮而数，饮食如故，厚朴七物汤主之。

厚朴七物汤方

厚朴半斤 甘草 大黄各三两 大枣十枚 枳实五枚 桂枝二两 生姜五两

上七味，以水一斗，煮取四升，温服八合，日三服。呕者加半夏五合；下利去大黄；寒多者加生姜至半斤。

腹中寒气❻，雷❼鸣切痛，胸胁逆满，呕吐，附子粳米汤主之。

附子粳米汤方

附子一枚，炮 半夏半升 甘草一两 大枣十枚 粳米半升

上五味，以水八升，煮米熟，汤成，去滓，温服一升，日三服。

痛而闭❽者，厚朴三物汤主之。

---

❶ 附方：原脱，据本书文例补。

❷ 肿：医统本、《千金要方》卷十三作"冲"。

❸ 胸：《脉经》卷八作"胃"。

❹ 寒：《千金要方》卷十五无。

❺ 肚中寒：《千金要方》卷十六作"腹中痛。"

❻ 气：《千金要方》卷十六"气"下有"胀满"二字。

❼ 雷：《千金要方》卷十六作"肠"。

❽ 痛而闭：《脉经》卷八作"腹满痛"。

厚朴三物汤方

厚朴八两　大黄四两　枳实五枚

上三味，以水一斗二升，先煮二味，取五升，内大黄，煮取三升，温服一升。以利为度。

按之心下满痛者，此为实也，当下之，宜大柴胡汤。

大柴胡汤方

柴胡半斤　黄芩三两　芍药三两　半夏半升，洗　枳实四枚，炙　大黄二两　大枣十二枚　生姜五两

上八味，以水乙斗二升，煮取六升，去滓，再煎，温服一升，日三服。

腹满不减，减不足言，当须下之，宜大承气汤。

大承气汤方

大黄四两，酒洗　厚朴半斤，去皮，炙　枳实五枚，炙　芒硝三合

上四味，以水一斗，先煮二物，取五升，去滓，内大黄，煮取二升内芒硝，更上火微一二沸，分温再服，得下，余勿服。

心胸中大寒痛，呕不能饮食，腹中寒❶，上冲皮起，出见有头足，上下痛而不可触近，大建中汤主之。

大建中汤方

蜀椒二合，去汗　干姜四两　人参二两

上三味，以水四升，煮取二升，去滓，内胶饴一升，微火煎取一升半，分温再服；如一炊顷，可饮粥二升，后更服，当一日食糜，温覆之。

胁下偏痛，发热❷，其脉紧弦，此寒也，以温药下之，宜大黄附子汤。

大黄附子汤方

大黄三两　附子三枚，炮　细辛二两

上三味，以水五升，煮取二升，分温三服；若强人煮二升半，分温三服。服后如人行四、五里，进一服。

寒气厥逆，赤丸主之。

赤丸方

茯苓四两　半夏❸四两，洗，一方用桂　乌头二两，炮　细辛一两《千金》作人参

上四味，末之，内真朱为色，炼蜜丸，如麻子大，先食酒饮下三丸，日再夜一服；不知，稍增之，以知为度。

腹痛❹，脉弦而紧，弦则卫气不

---

❶　寒：《千金要方》卷十六"寒"下有"气"字。

❷　发热：《脉经》卷八无"发热"二字。

❸　半夏：《千金要方》卷十六作"桂心"。

❹　腹痛：《脉经》卷八、《千金要方》卷十六并作"寸口"。为是。

行，即恶寒，紧则不欲食，邪正相搏，即为寒疝，绕脐痛，若发则白汗出，手足厥冷，其脉沉弦者，大乌头煎主之。

乌头煎方

乌头大者五枚，熬，去皮，不㕮咀

上以水三升，煮取一升，去滓，内蜜二升，煎令水气尽，取二升，强人服七合，弱人服五合。不差，明日更服，不可日再服。

寒疝腹中痛，及❶胁痛里急者，当归生姜羊肉汤主之。

当归生姜羊肉汤方

当归三两　生姜五两　羊肉一斤

上三味，以水八升，煮取三升，温服七合，日三服。若寒多者，加生姜成一斤；痛多而呕者，加橘皮二两，白术一两。加生姜者，亦加水五升，煮取三升二合，服之。

寒疝腹中痛，逆冷，手足不仁，若身疼痛，灸刺诸药不能治，抵当❷乌头桂枝汤主之。

乌头桂枝汤方

乌头

上一味，以蜜二斤，煎减半，去滓，以桂枝汤五合解之，得一升后，初服二合，不知即服三合，又不知，复加至五合。其知者，如醉状，得吐者，为中病。

桂枝汤方

桂枝三两，去皮　芍药三两　甘草二两，炙　生姜三两　大枣十二枚

上五味，剉，以水七升，微火煮取三升，去滓。

其脉数❸而紧乃弦，状如弓弦，按之不移。脉数弦者，当下其寒；脉紧大而迟者，必心下坚；脉大而紧者，阳中有阴，可下之。

附方

《外台》乌头汤　治寒疝腹中绞痛，贼风入攻五脏，拘急不得转侧，发作有时使人阴缩，手足厥逆。方见上。

《外台》柴胡桂枝汤方　治心腹卒❹中痛者。

柴胡四两　黄芩　人参　芍药　桂枝　生姜各一两半　甘草一两　半夏二合半　大枣六枚

上九味，以水六升，煮取三升，温服一升，日三服。

《外台》走马汤　治中恶心痛腹胀，大便不通。

巴豆二枚，去皮心，熬　杏仁二枚

---

❶ 及：《外台》卷七作"引"字。

❷ 抵当：《千金要方》卷十六无"抵当"二字。

❸ 数：《脉经》卷八作"浮"。

❹ 治心腹卒：《外台》卷七作"疗寒疝腹"。

上二味，以绵缠，捶令碎，热汤二合，捻取白汁饮之，当下。老小量之，通治飞尸鬼击病。

问曰：人病有宿食，何以别之？师曰：寸口脉浮而大，按之反涩，尺中亦微而涩，故知有宿食，大承气汤主之。

脉数而滑者，实也，此有宿食，下之愈，宜大承气汤。

下利不饮❶食者，有宿食也，当下之，宜大承气汤。

大承气汤方　见前痉病中。

宿食在上脘，当吐之，宜瓜蒂散。

瓜蒂散方

瓜蒂一分，熬黄　赤小豆一分，煮

上二味，杵为散，以香豉七合煮取汁，和散一钱匕，温服之。不吐者，少加之，以快吐为度而止。亡血及虚者不可与之。

脉紧如转索无常者，有宿食也。

脉紧如转索无常者，有宿食也。

脉紧头痛，风寒，腹中有宿食不化也。一云寸口脉紧。

---

❶ 饮：医统本作"欲"。

卷　中

五脏风寒积聚病脉证并治第十一

论二首　脉证十七条　方二首

肺中风者，口燥而喘，身运而重，冒而肿胀。

肺中寒，吐浊涕。

肺死脏，浮之虚，按之弱如葱叶，下无根者，死。

肝中风者，头目瞤，两胁痛，行常伛，令人嗜甘。

肝中寒者，两臂不举，舌本❶燥，喜太息，胸中痛，不得转侧，食则吐而汗出也。《脉经》《千金》云："时盗汗，咳，食已吐其汁。"

肝死脏，浮之❷弱，按之如索不来，或曲如蛇行者，死。

肝着，其人常欲蹈其胸上，先未苦时，但欲饮热，旋覆花汤主之。臣亿等校诸本旋覆花汤方皆同。

心中风者，翕翕发热，不能起，心中饥，食即呕吐。

心中寒者，其人苦病心如啖蒜状，剧者心痛彻背，背痛彻心，譬如蛊注。其脉浮者，自吐乃愈。

心伤者，其人劳倦，即头面赤而下重，心中痛而❸自烦，发热，当脐跳❹，其脉弦，此为心脏伤所致也。

心死脏，浮之实如麻豆，按之益躁疾者，死。

邪哭使魂魄不安者，血气少也；血气少者属于心，心气虚者，其人则畏，合目欲眠，梦远行，而精神离散，魂魄妄行。阴气衰者为癫，阳气衰者为狂。

脾中风者，翕翕发热，形如醉人，腹中烦重，皮目❺瞤瞤而短气。

脾死脏，浮之大坚❻，按之如覆杯洁洁，状如摇者，死。臣亿等详五脏各有中风中寒，今脾只载中风，肾中

---

❶　本：《脉经》卷六、《千金要方》卷十一"本"下注并云"又作大"。

❷　之：《脉经》卷三"之"下有"脉"字。后同。

❸　而：《脉经》卷六作"彻背"。

❹　跳：《脉经》卷六"跳"下有"手"字。

❺　目：《脉经》卷六作"肉"。

❻　坚：《脉经》卷三、《千金要方》卷十五并作"缓"，注云："一作坚"。

风、中寒俱不载者，以古文简乱极多。去古既远，无文可以补缀也。

跌阳脉浮而涩，浮则胃气强，涩则小便数，浮涩相搏，大便则坚，其脾为约，麻子仁丸主之。

麻子仁丸方

麻子仁二升　芍药半斤　枳实一斤　大黄一斤　厚朴一尺　杏仁一升

上六味，末之，炼蜜和丸梧子大，饮服十丸，日三，以知为度。

肾着之病，其人身体重，腰中冷，如坐水中，形如水状，反不渴，小便自利，饮食如故，病属下焦，身劳汗出，衣一作表。里冷湿，久久得之，腰以下冷痛，腹❶重如带五千钱，甘姜苓术❷汤主之。

甘草干姜茯苓白术汤方

甘草二两　白术二两　干姜四两　茯苓四两

上四味，以水五升，煮取三升，分温三服，腰中即温。

肾死脏，浮之坚，按之乱如转丸，益下入尺中者，死。

问曰：三焦竭部，上焦竭善噫，何谓也？师曰：上焦受中焦气未和，不能消谷，故能噫耳。下焦竭，即遗溺失便，其气不和，不能自禁制，不须治，久则愈。

师曰：热在上焦者，因咳为肺痿；热在中焦者，则为坚；热在下焦者，则尿血，亦令淋秘不通。大

肠有寒者，多鹜溏；有热者，便肠垢。小肠有寒者，其人下重便❸血，有热者，必痔。

问曰：病有积、有聚、有𪎊❹气，何谓也？师曰：积者，脏病也，终不移；聚者，腑病也，发作有时，辗转痛移，为可治；𪎊气者，胁下痛，按之则愈，复发为气。诸积大法，脉来细而附骨者，乃积也。寸口，积在胸中；微出寸口，积在喉中；关上，积在脐旁；上关上，积在心下；微下关，积在少腹；尺中，积在气冲。脉出左，积在左；脉出右，积在右；脉两出，积在中央。各以其部处之。

痰饮咳嗽病脉证并治第十二

论一首　脉证二十一条　方十八首

问曰：夫饮有四，何谓也？师曰：有痰饮，有悬饮，有溢饮，有支饮。

问曰：四饮何以为异？师曰：其人素盛今瘦，水走肠间，沥沥

---

❶　腹：《千金要方》卷十九作"腰"。

❷　甘姜苓术：《千金要方》卷十九作"肾着"。

❸　便：《脉经》卷六、《千金要方》卷十四"便"下均有"脓"字。

❹　𪎊：《千金要方》卷二十八作"谷"。下一"𪎊"字同。

有声，谓之痰饮；饮后水流在胁下，咳唾引痛，谓之悬饮；饮水流行，归于四肢，当汗出而不汗出，身体疼重，谓之溢饮；咳逆倚息，短气不得卧，其形如肿，谓之支饮。

水在心，心下坚筑，短气，恶水不欲饮。

水在肺，吐涎沫，欲饮水。

水在脾，少气身重。

水在肝，胁下支满，嚏而痛。

水在肾，心下悸。

夫心下有留饮，其人背寒冷如手大。

留饮者，胁下痛引缺盆，咳嗽则辄已。一作转甚。

胸中有留饮，其人短气而渴，四肢历节痛。脉沉者，有留饮。

膈上病痰，满喘咳吐，发则寒热，背痛腰疼，目泣自出，其人振振身瞤剧，必有伏饮。

夫病人饮水多，必暴喘满；凡食少饮多，水停心下，甚者则悸，微者短气。

脉双弦者，寒也，皆大下后善虚；脉偏弦者，饮也。

肺饮不弦，但苦喘短气。

支饮亦喘而不能卧，加短气，其脉平也。

病痰饮者，当以温药和之。

心下有痰饮，胸胁支满，目眩，苓桂术甘汤主之。

茯苓桂枝白术甘草汤方

茯苓四两　桂枝三两　白术三两　甘草二两

上四味，以水六升，煮取三升，分温三服，小便则利。

夫短气，有微饮，当从小便去之，苓桂术甘汤主之；方见上。肾气丸亦主之。方见脚气中。

病者脉伏，其人欲自利，利反快，虽利，心下续坚满，此为留饮欲去故也，甘遂半夏汤主之。

甘遂半夏汤方

甘遂大者，三枚　半夏十二枚，以水一升，煮取半升，去滓　芍药五枚　甘草如指大一枚，炙　一本作无。

上四味，以水二升，煮取半升，去滓，以蜜半升，和药汁煎取八合，顿服之。

脉浮而细滑，伤饮。

脉弦数，有寒饮，冬夏难治。

脉沉而弦者，悬饮内痛。

病悬饮者，十枣汤主之。

十枣汤方

芫花熬　甘遂　大戟各等分

上三味，捣筛，以水一升五合，先煮肥大枣十枚，取八合，去滓，内药末。强人服一钱匕，羸人服半钱，平旦温服之；不下者，明日更加半钱，得快下后，糜粥自养。

病溢饮者，当发其汗，大青龙汤主之；小青龙汤亦主之。

大青龙汤方

麻黄六两，去节　桂枝二两，去皮　甘草二两，炙　杏仁四十个，去皮尖　生姜三两　大枣十二枚　石膏如鸡子大，碎

上七味，以水九升，先煮麻黄，减二升，去上沫，内诸药，煮取三升，去滓，温服壹升，取微似汗。汗多者，温粉粉之。

小青龙汤方

麻黄三两，去节　芍药三两　五味子半升　干姜三两　甘草三两，炙　细辛三两　桂枝三两，去皮　半夏半升，汤洗

上八味，以水一斗，先煮麻黄减二升，去上沫，内诸药，煮取三升，去滓，温服一升。

膈间支饮，其人喘满，心下痞坚，面色黧黑，其脉沉紧，得之数十日，医吐下之不愈，木防己汤主之。虚者即愈；实者三日复发，复与不愈者，宜木防己汤去石膏加茯苓芒硝汤主之。

木防己汤方

木防己三两　石膏十二枚，如鸡子大　桂枝二两　人参四两

上四味，以水六升，煮取二升，分温再服。

木防己加茯苓芒硝汤方

木防己二两　桂枝二两　人参四两　芒硝三合　茯苓四两

上五味，以水六升，煮取二升，去滓，内芒硝，再微煎，分温再服，微利则愈。

心下有支饮，其人苦冒眩，泽泻汤主之。

泽泻汤方

泽泻五两　白术二两

上二味，以水二升，煮取一升，分温再服。

支饮胸满者，厚朴大黄汤主之。

厚朴大黄汤方

厚朴一尺　大黄六两　枳实四枚

上三味，以水五升，煮取二升，分温再服。

支饮不得息，葶苈大枣泻肺汤主之。方见肺痈中。

呕家本渴，渴者为欲解。今反不渴，心下有支饮故也，小半夏汤主之。《千金》云，小半夏加茯苓汤。

小半夏汤方

半夏一升　生姜半斤

上二味，以水七升，煮取一升半，分温再服。

腹满，口舌干燥，此肠间有水气，己椒苈黄丸主之。

己椒苈黄丸方

防己　椒目　葶苈_熬　大黄_各一两

上四味，末之，蜜丸如梧子大，先食饮服一丸，日三服，稍增，口中有津液。渴者，加芒硝半两。

卒呕吐，心下痞，膈间有水，眩悸者，半❶夏加茯苓汤主之。

小半夏加茯苓汤方

半夏一升　生姜半斤　茯苓三两一法四两。

上三味，以水七升，煮取一升五合，分温再服。

假令瘦人，脐下有悸，吐涎沫而癫眩，此水也，五苓散主之。

五苓散方

泽泻一两一分　猪苓三分，去皮　茯苓三分　白术三分　桂二分，去皮

上五味，为末，白饮服方寸匕，日三服，多饮暖水，汗出愈。

附方

《外台》茯苓饮　治心胸中有停痰宿水，自吐出水后，心胸间虚气，满不能食，消痰气，令能食。

茯苓　人参　白术各三两　枳实二两　橘皮二两半　生姜四两

上六味，水六升，煮取一升八合，分温三服，如人行八九里，进之。

咳家其脉弦，为有水，十枣汤主之。方见上。

夫有支饮家，咳烦，胸中痛者，不卒死，至一百日❷一岁，宜十枣汤。方见上。

久咳数岁，其脉弱者，可治；实大数者，死。其脉虚者，必苦冒，其人本有支饮在胸中故也，治属饮家。

咳逆，倚息不得卧，小青龙汤主之。方见上文肺痈中。

青龙汤下已，多唾口燥，寸脉沉，尺脉微，手足厥逆，气从小腹上冲胸咽，手足痹，其面翕热如醉状，因复下流阴股，小便难，时复冒者，与茯苓桂枝五味甘草汤，治其气冲。

桂苓五味甘草汤方

茯苓四两　桂枝四两，去皮　甘草三两炙　五味子半升

上四味，以水八升，煮取三升，去滓，分三温服。

冲气即低，而反更咳，胸满者，用桂苓五味甘草汤，去桂加干姜、细辛，以治其咳满。

苓甘五味姜辛汤

茯苓四两　甘草三两　干姜三两

---

❶ 半：《外台》卷八"半"上有"小"字，与方名合。

❷ 日：医统本"日"下有"或"字。可参。

细辛三两　五味子半升

上五味，以水八升，煮取三升，去滓，温服半升，日三服。

咳满即止，而更复渴，冲气复发者，以细辛干姜为热药也。服之当遂渴，而渴反止者，为支饮也。支饮者，法当冒，冒者必呕，呕者复内半夏，以去其水。

茯苓五味甘草去桂加姜辛夏汤方

茯苓四两　甘草二两　细辛二两干姜二两　五味子　半夏各半升

上六味，以水八升，煮取三升，去滓，温服半升，日三服。

水去呕止，其人形肿者，加杏仁主之。其证应内麻黄，以其人遂痹，故不内之。若逆而内之者，必厥，所以然者，以其人血虚，麻黄发其阳故也。

茯苓甘草五味姜辛汤方

茯苓四两　甘草三两　五味子半升　干姜三两　细辛三两　半夏半升杏仁半升，去皮尖

上七味，以水一斗，煮取三升，去滓，温服半升，日三服。

若面热如醉，此为胃热上冲，熏其面，加大黄以利之。

茯甘姜味辛夏仁黄汤❶方

茯苓四两　甘草三两　五味子半升　干姜三两　细辛三两　半夏半升

杏仁半升　大黄三两

上八味，以水一斗，煮取三升，去滓，温服半升，日三。

先渴后呕，为水停心下，此属饮家，小半夏茯苓汤主之。方见上。

消渴小便利淋病脉证并治第十三

脉证九条　方六首

厥阴之为病，消渴，气上冲心❷，心中疼热，饥而不欲食，食即吐❸，下之不肯止❹。

寸口脉浮而迟，浮即为虚，迟即为劳，虚则卫气不足，劳则荣气竭。趺阳脉浮而数，浮即为气，数即消谷而大坚，一作紧。气盛则溲数，溲数即坚，坚数相搏，即为消渴。

男子消渴，小便反多，以饮一斗，小便一斗，肾气丸主之。方见脚气中。

脉浮，小便不利，微热，消渴者，宜利小便，发汗，五苓散主之。

渴欲饮水，水入则吐者，名曰

---

❶　茯甘姜味辛夏仁黄汤：医统本作"苓甘五味加姜辛半杏大黄汤"。

❷　心：《脉经》卷八无。

❸　吐：医统本、《伤寒论·辨厥阴病脉证并治第十二》"吐"下有"蛔"字。

❹　不肯止：《伤寒论·辨厥阴病脉证并治第十二》作"利不止"。

水逆，五苓散主之。方见上。

渴欲饮水不止者，文蛤散主之。

文蛤散方

文蛤五两

上一味，杵为散，以沸汤五合，和服方寸匕。

淋之为病，小便如粟状，小腹弦急，痛引脐中。

趺阳脉数，胃中有热，即消谷引食，大便必坚，小便即数。

淋家不可发汗，发汗则必便血。

小便不利者，有水气，其人若渴，用栝蒌瞿麦丸主之。

栝蒌瞿麦丸方

栝蒌根二两　茯苓三两　薯蓣三两　附子一枚，炮　瞿麦一两

上五味，末之，炼蜜丸梧子大，饮服三丸，日三服，不知，增至七八丸，以小便利，腹中温为知。

小便不利，蒲灰散主之，滑石白鱼散，茯戎盐汤并主之。

蒲灰散方

蒲灰七分　滑石三分

上二味，杵为散，饮服方寸匕，日三服。

滑石白鱼散方

滑石二分　乱发二分烧　白鱼二分

上三味，杵为散，饮服方寸匕，日三服。

茯苓戎盐汤方

茯苓半斤　白术二两　戎盐弹丸大，一枚

上三味，先将茯苓、白术煎成，入戎盐，再煎，分温三服❶。

渴欲饮水，口干舌燥者，白虎加人参汤主之。方见中暍中。

脉浮，发热，渴欲饮水，小便不利者，猪苓汤主之。

猪苓汤方

猪苓去皮　茯苓　阿胶　滑石　泽泻各一两

上五味，以水四升，先煮四味，取二升，去滓，内胶烊消，温服七合，日三服。

水气病脉证并治第十四

论七首　脉证五条　方八首

师曰：病有风水、有皮水、有正水、有石水、有黄汗。风水，其脉自浮，外证骨节疼痛，恶风；皮水，其脉亦浮，外证胕肿，按之没指，不恶风，其腹如鼓，不渴，当发其汗。正水，其脉沉迟，外证自

---

❶　先将茯苓、白术煎成，入戎盐，再煎，分温三服：原脱，据《金匮要略心典》补。

喘；石水，其脉自沉，外证腹满不喘。黄汗，其脉沉迟，身发热，胸满，四肢头面肿，久不愈，必致痈脓。

脉浮而洪，浮则为风，洪则为气，风气相搏，风强则为隐疹，身体为痒，痒为泄风，久为痂癞；气强则为水，难以俛仰。风气相击，身体洪肿，汗出乃愈。恶风则虚，此为风水；不恶风者，小便通利，上焦有寒，其口多涎，此为黄汗。

寸口脉沉滑者，中有水气，面目肿大，有热，名曰风水。视人之目窠❶上微拥，如蚕❷新卧起状，其颈脉动，时时咳，按其手足上，陷而不起者，风水。

太阳病，脉浮而紧，法当骨节疼痛，反不疼，身体反重而酸，其人不渴，汗出即愈，此为风水。恶寒者，此为极虚，发汗得之。渴而不恶寒者，此为皮水。身肿而冷，状如周痹，胸中窒，不能食，反聚痛，暮躁不得眠，此为黄汗，痛在骨节。咳而喘，不渴者，此为脾❸胀，其状如肿，发汗即愈。然诸病此者，渴而下利，小便数者，皆不可发汗。

里水者，一身面目黄肿，其脉沉，小便不利，故令病水。假如小便自利，此亡津液，故令渴也。越婢加术汤主之。方见下。

趺阳脉当伏，今反紧，本自有寒、疝、瘕、腹中痛，医反下之，下之即胸满短气。

趺阳脉当伏，今反数，本自有热，消谷，小便数，今反不利，此欲作水。

寸口脉浮而迟，浮脉则热，迟脉则潜，热潜相搏，名曰沉。趺阳脉浮而数，浮脉即热，数脉即止，热止相搏，名曰伏。沉伏相搏，名曰水。沉则络脉虚，伏则小便难，虚难相搏，水走皮肤，即为水矣。

寸口脉弦而紧，弦则卫气不行，即恶寒，水不沾流，走于肠间。

少阴脉紧而沉，紧则为痛，沉则为水，小便即难。脉得诸沉，当责有水，身体肿重。水病脉出者，死。

夫水病人，目下有卧蚕，面目鲜泽，脉伏，其人消渴。病水腹大，小便不利，其脉沉绝者，有水，可下之。

问曰：病下利后，渴饮水，小便不利，腹满阴❹肿者，何也？答曰：此法当病水，若小便自利及汗出者，自当愈。

心水者，其身重而少气，不得卧，烦而躁，其人阴肿。

肝水者，其腹大，不能自转侧，胁下腹痛，时时津液微生，小便续通。

---

❶　窠：原作"里"，形近致误。

❷　蚕：《脉经》卷八无。疑衍。

❸　脾：注家多谓"肺"字之讹。为是。

❹　阴：原作"因"，据《脉经》卷八改。

肺水者，其身肿，小便难，时时鸭溏。

脾水者，其腹大，四肢苦重，津液不生，但苦少气，小便难。

肾水者，其腹大，脐肿腰痛，不得溺，阴下湿如牛鼻上汗，其足逆冷，面反瘦。

师曰：诸有水者，腰以下肿，当利小便；腰以上肿，当发汗乃愈。

师曰：寸口脉沉而迟，沉则为水，迟则为寒，寒水相搏。趺阳脉伏，水谷不化，脾气衰则溏，胃气衰则身肿。少阳脉卑，少阴脉细，男子则小便不利，妇人则经水不通。经为血，血不利则为水，名曰血分。

问曰：病者苦水，面目身体四肢皆肿，小便不利，脉之，不言水，反言胸中痛，气上冲咽，状如炙肉，当微咳喘，审如师言，其脉何类？

师曰：寸口脉沉而紧，沉为水，紧为寒，沉紧相搏，结在关元，始时当微，年盛不觉，阳衰之后，荣卫相干，阳损阴盛，结寒微动，肾气上冲，喉咽塞噎，胁下急痛。医以为留饮而大下之，气击不去，其病不除。后重吐之，胃家虚烦，咽燥欲饮水，小便不利，水谷不化，面目手足浮肿。又与葶苈丸下水，当时如小差，食饮过度，肿复如前，胸胁苦痛，象若奔豚，其水扬溢，则浮咳喘逆。当先攻击冲气，令止，乃治咳；咳止，则喘自差。先治新病，病当在后。

风水❶脉浮，身重，汗出恶风者，防己黄芪汤主之。腹痛加芍药❷。

防己黄芪汤方

防己一两　黄芪一两一分❸　白术三分　甘草半两，炙

上剉，每服五钱匕，生姜四片，枣一枚，水盏半，煎取八分，去滓，温服，良久再服。

风水恶风，一身悉肿，脉浮不渴，续自汗出，无大热，越婢汤主之。

越婢汤方

麻黄六两　石膏半斤　生姜三两　大枣十五枚　甘草二两

上五味，以水六升，先煮麻黄，去上沫，内诸药，煮取三升，分温三服。恶风者，加附子一枚炮；风水加术四两。《古今录验》。

皮水为病，四肢肿，水气在皮肤中，四肢聂聂动者，防己茯苓汤主之。

防己茯苓汤方

防己三两　黄芪三两　桂枝三两

---

❶　风水：本书《痉（痓）湿暍病脉证第二》作"风湿"。

❷　腹痛者加芍药：本书《痉（痓）湿暍病脉证第二》方后无此六字。

❸　分：本书《痉（痓）湿暍病脉证第二》"分"下有"去芦"二字。

茯苓六两　甘草二两

上五味，以水六升，煮取二升，分温三服。

里水，越婢加术汤主之；甘草麻黄汤亦主之。

越婢加术汤方见上于内加白术四两。又见脚气中。

甘草麻黄汤方

甘草二两　麻黄四两

上二味，以水五升，先煮麻黄，去上沫，内甘草，煮取三升，温服一升，重复汗出，不汗，再服，慎风寒。

水之为病，其脉沉小，属少阴；浮者为风，无水，虚胀者，为气。水，发其汗即已。脉沉者，宜麻黄附子汤；浮者，宜杏子汤。

麻黄附子汤方

麻黄三两　甘草二两　附子一枚，炮

上三味，以水七升，先煮麻黄，去上沫，内诸药，煮取二升半，温服八分，日三服。

杏子汤方未见。恐是麻黄杏仁甘草石膏汤。

厥而皮水者，蒲灰散主之。方见消渴中。

问曰：黄汗之为病，身体肿，一作重。发热汗出而渴，状如风水，汗沾衣，色正黄如柏❶汁，脉自沉，何从得之？师曰：以汗出入水中浴，

水从汗孔入，得之，宜芪芍桂酒汤主之。

黄芪芍桂苦酒汤方

黄芪五两　芍药三两　桂枝三两

上三味，以苦酒一升，水七升，相和，煮取三升，温服一升，当心烦，服至六七日，乃解。若心烦不止者，以苦酒阻故也。一方用美酒醯代苦酒。

黄汗之病，两胫自冷；假令发热，此属历节。食已汗出，又身常暮❷盗汗出者，此劳气❸也。若汗出已，反发热者，久久其身必甲错；发热不止者，必生恶疮。若身重汗出已，辄轻者，久久必身𥆧，𥆧即胸中痛，又从腰以上必汗出，下无汗，腰髋弛痛，如有物在皮中状，剧者不能食，身疼重，烦躁，小便不利，此为黄汗。桂枝加黄芪汤主之。

桂枝加黄芪汤方

桂枝三两　芍药三两　甘草二两
生姜三两　大枣十二枚　黄芪二两

上六味，以水八升，煮取三升，温服一升，须臾饮热稀粥一升余，以助药力，温服❹取微汗；若不汗，

---

❶ 柏：原作"药"，据邓珍本改。

❷ 暮：医统本"暮"下有"卧"字。可参。

❸ 劳气：医统本作"荣气"。

❹ 服：医统本作"覆"。义胜。

更服。

师曰：寸口脉迟而涩，迟则为寒，为血不足。趺阳脉微而迟，微则为气，迟则为寒，寒气不足，则手足逆冷；手足逆冷，则荣卫不利；荣卫不利，则腹满胁鸣相逐，气转膀胱，荣卫俱劳；阳气不通，即身冷，阴气不通，即骨疼；阳前通，则恶寒，阴前通，则痹不仁；阴阳相得，其气乃行，大气一转，其气乃散；实则失气，虚则遗尿，名曰气分。

气分，心下坚大如盘，边如旋杯，水饮所作。桂枝去芍药加麻辛附子汤主之。

桂枝去芍药加麻辛附子汤方

桂枝三两　生姜三两　甘草二两　大枣十二枚　麻黄二两　细辛二两　附子一枚，炮

上七味，以水七升，煮麻黄，去上沫，内诸药，煮取二升，分温三服。当汗出，如虫行皮中，即愈。

心下坚大如盘，边如旋盘，水饮所作，枳术汤主之。

枳术汤方

枳实七枚　白术二两

上二味，以水五升，煮取三升，分温三服，腹中软，即当散也。

附方

《外台》防己黄芪汤　治风水，脉浮为在表，其人或头汗出，表无

他病，病者但下重，从腰以上为和，腰以下当肿及阴，难以屈伸。方见风湿中。

黄疸病脉证并治第十五

论二首　脉证十四条　方七首

寸口脉浮而缓，浮则为风，缓则为痹，痹非中风，四肢苦烦，脾色必黄，瘀热以行。

趺阳脉紧而数，数则为热，热则消谷，紧则为寒，食即为满。尺脉浮为伤肾，趺阳脉紧为伤脾。风寒相搏，食谷即眩，谷气不消，胃中苦浊，浊气下流，小便不通，阴被其寒，热流膀胱，身体尽黄，名曰谷疸。额上黑，微汗出，手足中热，薄暮即发，膀胱急，小便自利，名曰女劳疸；腹如水状不治。心中懊憹而热，不能食，时欲吐，名曰酒疸。

阳明病，脉迟者，食难用饱，饱则发烦头眩，小便必难，此欲作谷疸。虽下之，腹满如故，所以然者，脉迟故也。

夫病酒黄疸，必小便不利，其候心中热，足下热，是其证也。

酒黄疸者，或无热，靖言了了❶，腹满欲吐，鼻燥。其脉浮者，

----

❶　靖言了了：原作"请言小"，据《脉经》卷八、《千金要方》卷十改。医统本作"靖言了"。靖，平安，安静；了了，清楚不乱。

先吐之；沉弦者，先下之。

酒疸，心中热，欲呕者，吐之愈。

酒疸下之，久久为黑疸，目青面黑，心中如啖蒜虀状，大便正黑，皮肤爪之不仁，其脉浮弱，虽黑微黄，故知之。

师曰：病黄疸，发热烦喘，胸满口燥者，以病发时，火劫其汗，两热所得。然黄家所得，从湿得之。一身尽发热而黄❶，肚热，热在里，当下之。

脉沉，渴欲饮水，小便不利者，皆发黄。

腹满，舌痿黄，燥❷不得睡，属黄家。舌痿疑作身痿。

黄疸之病，当以十八日为期，治之十日以上瘥，反极❸为难治。

疸而渴者，其疸难治；疸而不渴者，其疸可治。发于阴部，其人必呕；阳部，其人振寒而发热也。

谷疸之为病，寒热不食，食即头眩，心胸不安，久久发黄，为谷疸。茵陈蒿汤主之。

茵陈蒿汤方

茵陈蒿六两　栀子十四枚　大黄二两

上三味，以水一斗，先煮茵陈，减六升，内二味，煮取三升，去滓，分温三服。小便当利，尿如皂角汁状，色正赤，一宿腹减，黄从小便

去也。

黄家日晡所发热，而反恶寒，此为女劳得之。膀胱急，少腹满，身尽黄，额上黑，足下热，因作黑疸。其腹胀如水状，大便必黑，时溏，此女劳之病，非水也。腹满者难治。消石矾石散主之。

消石矾石散方

消石　矾石烧，等分

上二味，为散，以大麦粥汁，和服方寸匕，日三服，病随大小便去，小便正黄，大便正黑，是候也。

酒黄疸，心中懊憹，或热痛，栀子大黄汤主之。

栀子大黄汤方

栀子十四枚　大黄一两　枳实五枚　豉一升

上四味，以水六升，煮取二升，分温三服。

诸病黄家，但利其小便。假令脉浮，当以汗解之，宜桂枝加黄芪汤主之。方见水病中。

诸黄，猪膏发煎主之。

猪膏发煎方

猪膏半斤　乱发如鸡子大三枚

上二味，和膏中煎之，发消药

---

❶　而黄：医统本作"面黄"。

❷　燥：医统本作"躁"。燥，焦急，焦躁。

❸　极：医统本作"剧"。可参。

成，分再服，病从小便出。

黄疸病，茵陈五苓散主之。一本云茵陈汤及五苓散并主之。

茵陈五苓散方

茵陈蒿末十分　五苓散五分　方见痰饮中。

上二物和，先食饮方寸匕，日三服。

黄疸腹满，小便不利而赤，自汗出，此为表和里实，当下之，宜大黄硝石汤。

大黄硝石汤方

大黄　黄柏　硝石各四两　栀子十五枚

上四味，以水六升，煮取二升，去滓，内消，更煮取一升，顿服。

黄疸病，小便色不变，欲自利，腹满而喘，不可除热，热除必哕。哕者，小半夏汤主之。方见痰饮❶中。

诸黄，腹痛而呕者，宜柴胡汤。必小柴胡汤，方见呕吐中。

男子黄，小便自利，当与虚劳小建中汤。方见虚劳中。

附方

瓜蒂汤　治诸黄。方见暍病中。
《千金》麻黄醇酒汤　治黄疸。
麻黄三两

上一味，以美清酒五升，煮取二升半，顿服尽，冬月用酒，春月用水煮之。

惊悸吐衄下血胸满瘀血病脉证治第十六

脉证十二条　方五首

寸口脉动而弱，动即为惊，弱则为悸。

师曰：尺脉浮，目睛晕黄，衄未止；晕黄去，目睛慧了，知衄今止。

又曰：从春至夏，衄者，太阳；从秋至冬，衄者，阳明。

衄家不可汗，汗出必额上陷，脉紧急，直视不能眴，不得眠。

病人面无色，无寒热。脉沉弦者，衄；浮弱，手按之绝者，下血；烦咳者，必吐血。

夫吐血，咳逆上气，其脉数而有热，不得卧者，死。

夫酒客咳者，必致吐血，此因极饮过度所致也。

寸口脉弦而大，弦则为减，大则为芤，减则为寒，芤则为虚，寒虚相击，此名曰革，妇人则半产漏下，男子则亡血。

亡血不可发其表，汗出即寒栗而振。

病人胸满，唇痿舌青，口燥，但欲漱水，不欲咽，无寒热，脉微

---

❶　痰饮：原作"消渴"，据本书《痰饮咳嗽病脉证并治》和医统本改。

大来迟，腹不满，其人言我满，为有瘀血。

病者如热状，烦满，口干燥而渴，其脉反无热，此为阴伏❶，是瘀血也，当下之。

火邪者，桂枝去芍药加蜀漆牡蛎龙骨救逆汤主之。

桂枝救逆汤方

桂枝三两，去皮　甘草二两，炙　生姜三两　牡蛎五两，熬　龙骨四两　大枣十二枚　蜀漆三两，洗去腥

上为末，以水一斗二升，先煮蜀漆，减二升，内诸药，煮取三升，去滓，温服一升。

心下悸者，半夏麻黄丸主之。

半夏麻黄丸方

半夏　麻黄等分

上二味，末之，炼蜜和丸，小豆大，饮服三丸，日三服。

吐血不止者，柏叶汤主之。

柏叶汤方

柏叶　干姜各三两　艾三把

上三味，以水五升，取马通汁一升，合煮，取一升，分温再服。

下血，先便后血，此远血也，黄土汤主之。

黄土汤方　亦主吐血、衄血。

甘草　干地黄　白术　附子炮　阿胶　黄芩各三两　灶中黄土半斤

上七味，以水八升，煮取三升，分温二服。

下血，先血后便，此近血也，赤小豆当归散主之。方见狐惑中。

心气不足，吐血、衄血，泻心汤主之。

泻心汤方　亦治霍乱。

大黄二两　黄连一两　黄芩一两

上三味，以水三升，煮取一升，顿服之。

呕吐哕下利病脉证治第十七

论一首　脉证二十七条　方二十三首

夫呕家有痈脓，不可治呕，脓尽自愈。

先呕却渴者，此为欲解；先渴却呕者，为水停心下，此属饮家。

呕家本渴，今反不渴者，以心下有支饮故也，此属支饮。

问曰：病人脉数，数为热，当消谷引食，而反吐者何也？师曰：以发其汗，令阳微，膈气虚，脉乃数。数为客热，不能消谷，胃中虚冷故也。

脉弦者虚也。胃气无余，朝食暮吐，变为胃反。寒在于上，医反下之，今脉反弦，故名曰虚。

寸口脉微而数，微则无气，无气则荣虚，荣虚则血不足，血不足则胸中冷。

————

❶　伏：原作"状"，据医统本改。

趺阳脉浮而涩，浮则为虚，涩则伤脾，脾伤则不磨，朝食暮吐，暮食朝吐，宿谷不化，名曰胃反。脉紧而，其病难治。

病人欲吐者，不可下之。

哕而腹满，视其前后，知何部不利，利之即愈。

呕而胸满者，茱萸汤主之。

茱[1]萸汤方

吴茱萸一升　人参三两　生姜六两　大枣十二枚

上四味，以水五升，煮取三升，温服七合，日三服。

干呕吐涎沫，头痛者，茱萸汤主之。方见上。

呕而肠鸣，心下痞者，半夏泻心汤主之。

半夏泻心汤方

半夏半升，洗　黄芩三两　干姜三两　人参三两　黄连一两　大枣十二枚　甘草三两，炙

上七味，以水一斗，煮取六升，去滓，再煮取三升，温服一升，日三服。

干呕而利者，黄芩加半夏生姜汤主之。

黄芩加半夏生姜汤方

黄芩三两　甘草二两，炙　芍药二两　半夏半升　生姜三两　大枣二十枚

上六味，以水一斗，煮取三升，去滓，温服一升，日再，夜一服。

诸呕吐谷不得下者，小半夏汤主之。方见痰饮中。

呕吐而病在膈上，后思水者，解，急与之。思水者，猪苓散主之。

猪苓散方

猪苓　茯苓　白术各等分

上三味，杵为散，饮服方寸匕，日三服。

呕而脉弱，小便复利，身有微热，见厥者难治，四逆汤主之。

四逆汤方

附子一枚，生用　干姜一两半　甘草二两，炙

上三味，以水三升，煮取一升二合，去滓，分温再服，强人可大附子一枚，干姜三两。

呕而发热者，小柴胡汤主之。

小柴胡汤方

柴胡半斤　黄芩三两　人参三两　甘草三两　半夏半斤　生姜三两　大枣十二枚

上七味，以水一斗二升，煮取六升，去滓，再煎取三升，温服一升，日三服。

胃反呕吐者，大半夏汤主之。

---

[1] 茱：《伤寒论·辨阳明病脉证并治第八》"茱"上有"吴"字。

《千金》云：治胃反不受食，食入即吐。

《外台》云：治呕心下痞鞕者。

大半夏汤方

半夏二升，洗完用　人参三两
白蜜一升

上三味，以水一斗二升，和蜜
扬之二百四十遍，煮药取升半，温
服一升，余分再服。

食已即吐者，大黄甘草汤主之。
《外台》方又治吐水。

大黄甘草汤方

大黄四两　甘草一两

上二味，以水三升，煮取一升，
分温再服。

胃反，吐而渴欲饮水者，茯苓
泽泻汤主之。

茯苓泽泻汤方　《外台》云：治
消渴脉绝，胃反吐食方❶。有小麦一升。

茯苓半斤　泽泻四两　甘草二两
桂枝二两　白术三两　生姜四两

上六味，以水一斗，煮取三升，
内泽泻，再煮取二升半，温服八合，
日三服。

吐后渴欲得水而贪饮者，文蛤
汤主之；兼主微风脉紧❷头痛。

文蛤汤方

文蛤五两　麻黄　甘草　生姜各
三两　石膏五两　杏仁五十枚　大枣
十二枚

上七味，以水六升，煮取二升，

温服一升，汗出即愈。

干呕吐逆，吐涎沫，半夏干姜
散主之。

半夏干姜散方

半夏　干姜各等分

上二味，杵为散，取方寸匕，
浆水一升半，煎取七合，顿服之。

病人胸中似喘不喘，似呕不呕，
似哕不哕，彻心中愦愦然无奈者，
生姜半夏汤主之。

生姜半夏汤方

半夏半斤　生姜汁一升

上二味，以水三升，煮半夏，
取二升，内生姜汁，煮取一升半，
小冷，分四服，日三夜一服。止，
停后服。

干呕哕，若手足厥者，橘皮汤
主之。

橘皮汤方

橘皮四两　生姜半斤

上二味，以水七升，煮取三升，
温服一升，下咽即愈。

哕逆者，橘皮竹茹汤主之。

橘皮竹茹汤方

橘皮二升　竹茹二升　大枣三十

---

❶　方：原作"之"，据《外台》卷十一
改。

❷　紧：原作"肾"，据医统本改。

枚　生姜半斤　甘草五两　人参一两

上六味，以水一斗，煮取三升，温服一升，日三服。

夫六腑气绝于外者，手足寒，上气脚缩；五脏气绝于内者，利不禁，下甚者，手足不仁。

下利脉沉弦者，下重；脉大者，为未止；脉微弱数者，为欲自止，虽发热不死。

下利，手足厥冷，无脉者，灸之不温。若脉不还，反微喘者，死。少阴负趺阳者，为顺也。

下利有微热而渴，脉弱者，今自愈。

下利脉数，有微热汗出，今自愈，设脉紧为未解。

下利脉数而渴者，今自愈，设不差，必清脓血，以有热故也。

下利脉反弦、发热、身汗者，自愈。

下利气者，当利其小便。

下利，寸脉反浮数，尺中自涩者，必清脓血。

下利清谷，不可攻其表，汗出必胀满。

下利脉沉而迟，其人面少赤，身有微热，下利清谷者，必郁冒，汗出而解，病人必微热。所以然者，其面戴阳，下虚故也。

下利后，脉绝，手足厥冷。晬时脉还，手足温者生，脉不还者死。

下利，腹胀满，身体疼痛者，

先温其里，乃攻其表。温里宜四逆汤，攻表宜桂枝汤。

四逆汤方　方见上。

桂枝汤方

桂枝三两，去皮　芍药三两　甘草二两，炙　生姜三两　大枣十二枚

上五味，㕮咀，以水七升，微火煮取三升，去滓，适寒温，服一升。服已，须臾，歠稀粥一升，以助药力，温覆令一时许，遍身漐漐，微似有汗者益佳，不可令如水淋漓。若一服汗出病差，停后服。

下利三部脉皆平，按之心下坚者，急下之，宜大承气汤。

下利脉迟而滑者，实也。利未欲止，急下之，宜大承气汤。

下利脉反滑者，当有所去，下乃愈，宜大承气汤。

下利已差，至其年月日时复发者，以病不尽故也，当下之，宜大承气汤。

大承气汤方见痉（痉）病中。

下利谵（谵）语者，有燥屎也，小承气汤主之。

小承气汤方

大黄四两　厚朴二两，炙　枳实大者，三枚，炙

上三味，以水四升，煮取一升二合，去滓，分温二服。得利则止。

下利便脓血者，桃花汤主之。

桃花汤方

赤石脂一斤，一半剉，一半筛末
干姜一两　粳米一升

上三味，以水七升，煮米令熟，去滓，温七合，内赤石脂末方寸匕，日三服。若一服愈，余勿服。

热利重下❶者，白头翁汤主之。

白头翁汤方

白头翁二两　黄连三两　黄柏三两　秦皮三两

上四味，以水七升，煮取二升，去滓，温服一升，不愈更服。

下利后更烦，按之心下濡者，为虚烦也，栀子豉汤主之。

栀子豉汤方

栀子十四枚　香豉四合，绢裹

上二味，以水四升，先煮栀子得二升半。内豉，煮取一升半，去滓，分二服，温进一服，得吐则止。

下利清谷，里寒外热，汗出而厥者，通脉四逆汤主之。

通脉四逆汤方

附子大者一枚，生用　干姜三两，强人可四两　甘草二两，炙

上三味，以水三升，煮取一升二合，去滓，分温再服。

下利肺痛，紫参汤主之。

紫参汤方

紫参半斤　甘草三两

上二味，以水五升，先煮紫参取二升，内甘草，煮取一升半，分温三服。疑非仲景方。

气利，诃梨勒散主之。

诃梨勒散方

诃梨勒十枚，煨

上一味，为散，粥饮和，顿服。疑非仲景方。

附方

《千金翼》小承气汤　治大便不通，哕，数❷谵语。方见上。

《外台》黄芩汤　治干呕下利。

黄芩三两　人参三两　干姜三两
桂枝一两　大枣十二枚　半夏半升

上六味，以水七升，煮取三升，温分三服。

疮痈肠痈浸淫病脉证
并治第十八

论一首　脉证三条　方五首

诸浮数脉，应❸当发热，而反洒淅恶寒，若有痛处，当发其❹痈。

---

❶ 重下：医统本作"下重"。为是。

❷ 数：《千金翼方》卷十八"数"下有"口"字。

❸ 应：《千金要方》卷二十二《痈疽》无。

❹ 发其：《千金要方》卷二十二《痈疽》作"结为"。

师曰：诸痈肿，欲知有脓无脓，以手掩肿上，热者为有脓，不热者为无脓。

肠痈之为病，其身甲错，腹皮急，按之濡，如肿状，腹无积聚，身无热，脉数，此为腹❶内有痈脓，薏苡附子败酱散主之。

薏苡附子败酱散方

薏苡仁十分　附子二分　败酱五分

上三味，杵为末，取方寸匕，以水二升，煎减半，顿服。小便当下。

肠痈者，少腹肿痞，按之即痛如淋，小便自调，时时发热，自汗出，复恶寒，其脉迟紧者，脓未成，可下之，当有血。脉洪数者脓已成，不可下也，大黄牡丹汤主之。

大黄牡丹汤方

大黄四两　牡丹一两　桃仁五十枚　瓜子半升　芒硝三合

上五味，以水六升，煮取一升，去滓，内芒硝再煎沸，顿服之，有脓当下，如无脓，当下血。

问曰：寸口脉浮微而涩，然当亡血，若汗出，设不汗者云何？答曰：若身有疮，被刀斧所伤，亡血故也。

病金疮，王不留行散主之。

王不留行散方❷

王不留行十分，八月八日采　蒴藋细叶十分，七月七日采　桑东南根白皮十分，三月三日采

甘草十八分　川椒三分，除目及闭口者，去❸汗　黄芩二分　干姜二分　芍药二分　厚朴二分

上九味，桑根皮以上三味，烧灰存性，勿令灰过，各别杵筛，合治之为散，服方寸匕，小疮即粉之，大疮但服之。产后亦可服。如风寒，桑东根勿取之。前三物，皆阴干百日。

排脓散方

枳实十六枚　芍药六分　桔梗二分

上三味，杵为散，取鸡子黄一枚，以药散与鸡黄相等，揉和令相得，饮和服之，日一服。

排脓汤方

甘草二两　桔梗三两　生姜一两　大枣十枚

上四味，以水三升，煮取一升，温服五合，日再服。

浸淫疮，从口流向四肢者可治，从四肢流来入口者不可治。

---

❶ 腹：医统本作"肠"。

❷ 王不留行散方：原阙，据医统本补。

❸ 去：原阙，据医统本补。

浸淫疮，黄连粉主之。<small>方未见。</small>

跌蹶手指臂肿转筋阴狐疝蛔虫病脉证治第十九

<small>论一首　脉证一条　方四首</small>

师曰：病跌蹶，其人但能前不能却，刺腨入二寸，此太阳经伤也。

病人常以手指臂肿动，此人身体𣍢𣍢者，藜芦甘草汤主之。

藜芦甘草汤　<small>方未见。</small>

转筋之为病，其人臂脚直，脉上下行，微弦，转筋入腹者，鸡屎白散主之。

鸡屎白散方

鸡屎白

上一味为散，取方寸匕，以水六合，和，温服。

阴狐疝气者，偏有小大，时时上下，蜘蛛散主之。

蜘蛛散方

蜘蛛<small>十四枚，熬焦</small>　桂枝<small>半两</small>

上二味为散，取八分一匕，饮和服，日再服，蜜丸亦可。

问曰：病腹痛有虫，其脉何以别之？师曰：腹中痛，其脉当沉，若弦，反洪大，故有蛔虫。

蛔虫之为病，令人吐涎，心痛，发作有时。毒药不止，甘草粉蜜汤主之。

甘草粉蜜汤方

甘草<small>二两</small>　粉<small>一两</small>　蜜<small>四两</small>

上三味，以水三升，先煮甘草，取二升，去滓，内粉蜜，搅令和，煎如薄粥，温服一升，差即止。

蛔厥者，当吐蛔。今病者静而复时烦，此为脏寒，蛔上入膈，故烦。须臾复止，得食而呕，又烦者，蛔闻食臭出，其人常自吐蛔。

蛔厥者，乌梅丸主之。

乌梅丸方

乌梅<small>三百枚</small>　细辛<small>六两</small>　干姜<small>十两</small>　黄连<small>一斤</small>　当归<small>四两</small>　附子<small>六两，炮</small>　川椒<small>四两，去汗</small>　桂枝<small>六两</small>　人参<small>六两</small>　黄柏<small>六两</small>

上十味，异捣筛，合治之，以苦酒渍乌梅一宿，去核蒸之，五升米下，饭熟，捣成泥，和药令相得，内臼中，与蜜杵二千下，丸如梧子大，先食，饮服十丸。三服，稍加至二十丸。禁生冷滑臭等食。

---

❶　今：原作"令"，据《伤寒论·厥阴病脉证并治》改。

卷　下

妇人妊娠病脉证并治第二十

证三条　方八首

师曰：妇人得平脉、阴脉小弱，其人渴，不能食，无寒热，名妊娠，桂枝汤主之。方见利中。于法六十日当有此证，设有医治逆者，却一月，加吐下者，则绝之。

妇人宿有癥病，经断未及三月，而得漏下不止。胎动在脐上者，为癥痼害。妊娠六月动者，前三月经水利时胎也。下血者，后断三月衃也。所以血不止者，其癥不去故也，当下其癥。桂枝茯苓丸主之。

桂枝茯苓丸方

桂枝　茯苓　牡丹去心　桃仁去皮尖，熬　芍药各等分

上五味，末之，炼蜜和丸，如兔屎大，每日食前服一丸，不知，加至三丸。

妇人怀娠六七月，脉弦、发热，其胎愈胀，腹痛恶寒者，少腹如扇，所以然者，子脏开❶故也，当以附子汤温其脏。方未见。

师曰：妇人有漏下者，有半产后因续下血都不绝者，有妊娠下血者。假令妊娠腹中痛，为胞阻❷，胶艾汤主之。

芎归胶艾汤方　一方加干姜一两。胡氏治妇人胞动无干姜。

芎䓖二两　阿胶二两　甘草二两艾叶三两　当归三两　芍药四两　干地黄四两❸

上七味，以水五升，清酒三升，合煮，取三升，去滓，内胶，令消尽，温服一升，日三服，不差更作。

妇人怀妊，腹中㽲痛，当归芍药散主之。

当归芍药散方

当归三两　芍药一斤　茯苓四两白术四两　泽泻半斤　芎䓖半斤。一作三两

上六味，杵为散，取方寸匕，酒和，日三服。

---

❶ 开：《脉经》卷九作"闭"。
❷ 阻：《脉经》卷九作"漏"。
❸ 四两：原脱，据《外台》卷三十三补。

妊娠呕吐不止，干姜人参半夏丸主之。

干姜人参半夏丸方

干姜一两　人参一两　半夏二两

上三味，末之，以生姜汁糊为丸，如梧子大，饮服十丸，日三服。

妊娠小便难，饮食如故，归母苦参丸主之。

当归贝母苦参丸方

男子加滑石半两。

当归　贝母　苦参各四两

上三味，末之，炼蜜丸如小豆大，饮服三丸，加至十丸。

妊娠有水气，身重，小便不利，洒淅恶寒，起即头眩，葵子茯苓散主之。

葵子茯苓散方

葵子一斤　茯苓三两

上二味，杵为散，饮服方寸匕，日三服。小便利则愈。

妇人妊娠，宜常服当归散主之。

当归散方

当归　黄芩　芍药　芎䓖各一斤
白术半斤

上五味，杵为散，酒饮服方寸匕，日再服。妊娠常服即易产。胎无苦疾，产后百病悉主之。

妊娠养胎，白术散主之。

白术散方见《外台》。

白术四分❶　芎䓖四分❶　蜀椒三分，去❷汗　牡蛎二分

上四味，杵为散，酒服一钱匕，日三服，夜一服。但苦痛，加芍药；心下毒痛，倍加芎䓖；心烦吐痛❸，不能食饮，加细辛一两，半夏大者二十枚，服之后更以醋浆水服之；若呕，以醋浆水服之复不解者，小麦汁服之；已后渴者，大麦粥服之。病虽愈，服之勿置。

妇人伤胎❹，怀身腹满，不得小便，从腰以下重，如有水气状，怀身七月，太阴当养不养，此心气实，当刺泻劳宫及关元❺。小便微❻利则愈。见《玉函》。

妇人产后病脉证治第二十一

论一首　证六条　方七首

问曰：新产妇人有三病，一者病痉（痓），二者病郁冒，三者大便难，何谓也？

师曰：新产血虚多汗出，喜中风，故令病痉（痓）；亡血复汗，寒多故令郁冒；亡津液胃燥，

---

❶ 四分：原阙，据《外台》卷三十三引《古今录验》白术散方补。

❷ 去：原脱，据医统本补。

❸ 心烦吐痛：《外台》卷三十三引《古今录验》白术散条作"吐唾"。

❹ 胎：《玉函》作"寒"。

❺ 关元：《玉函》作"小肠之募"。

❻ 微：《玉函》无。

故大便难。

产妇郁冒，其脉微弱，不能食，大便反坚，但头汗出。所以然者，血虚而厥，厥而必冒，冒家欲解，必大汗出。以血虚下厥，孤阳上出，故头汗出。所以产妇喜汗出者，亡阴血虚，阳气独盛，故当汗出，阴阳乃复。大便坚，呕不能食，小柴胡汤主之。方见呕吐中。

病解能食，七八日更发热者，此为胃实，大承气汤主之。方见痉（痉）中。

产后腹中痛，当归生姜羊肉汤主之，并治腹中寒疝，虚劳不足。

当归生姜羊肉汤方见寒疝中。

产后腹痛，烦满不得卧，枳实芍药散主之。

枳实芍药散方

枳实烧令黑，勿太过　芍药等分

上二味，杵为散，服方寸匕，日三服，并主痈脓，以麦粥下之。

师曰：产妇腹痛，法当以枳实芍药散，假令不愈者，此为腹中有干血着脐下，宜下瘀血汤主之。亦主经水不利。

下瘀血汤方

大黄二两　桃仁二十枚　䗪虫二十枚，熬，去足

上三味，末之，炼蜜合为四丸，以酒一升，煎一丸，取八合，顿服之。新血下如豚肝。

产后七八日，无太阳证，少腹坚痛，此恶露不尽，不大便，烦躁发热，切脉微实，再倍发热，日晡时烦躁者，不食，食则谵（谵）语，至夜即愈，宜大承气汤主之。热在里，结在膀胱也。方见痉（痉）病中。

产后风，续之数十日不解，头微痛，恶寒，时时有热，心下闷，干呕汗出。虽久，阳旦证续在耳，可与阳旦汤。即桂枝汤方，见下利中。

产后中风发热，面正赤，喘而头痛，竹叶汤主之。

竹叶汤方

竹叶一把　葛根三两　防风　桔梗　桂枝　人参　甘草各一两　附子一枚，炮　大枣十五枚　生姜五两

上十味，以水一斗煮取二升半，分温三服，温覆使汗出。颈项强，用大附子一枚，破之如豆大，煎药扬去沫，呕者加半夏半升洗。

妇人乳中虚，烦乱呕逆，安中益气，竹皮大丸主之。

竹皮大丸方

生竹茹二分　石膏二分　桂枝一分　甘草七分　白薇一分

上五味，末之，枣肉和丸，弹子大，以饮服一丸，日三夜一服。有热者，倍白薇，烦喘者，加柏实一分。

产后下利虚极，白头翁加甘草阿胶汤主之。

白头翁加甘草阿胶汤方

白头翁　甘草　阿胶各二两　秦皮　黄连　柏皮各三两

上六味，以水七升，煮取二升半，内胶，令消尽，分温三服。

附方

《千金》三物黄芩汤　治妇人在草❶蓐，自发露得风，四肢苦烦热，头痛者，与小柴胡汤。头不痛，但烦者，此汤主之。

黄芩一两　苦参二两　干地黄四两

上三味，以水八升，煮取二升，温服一升。多吐下虫。

《千金》内补当归建中汤　治妇人产后虚羸不足。腹中刺❷痛不止，吸吸少气，或苦少腹中急，摩痛❸引腰背，不能食饮，产后一月，日得四五剂为善。令人强壮，宜。

当归四两　桂枝三两　芍药六两　生姜三两　甘草二两　大枣十二枚

上六味，以水一斗，煮取三升，分温三服，一日令尽，若大虚，加饴糖六两。汤成内之于火上暖，令饴消，若去血过多，崩伤内衄❹不止，加地黄六两，阿胶二两，合八味，汤成内阿胶。若无当归，以芎䓖代之；若无生姜，以干姜代之。

妇人杂病脉证并治第二十二

论一首　脉证合十四条　方十三❺首

妇人中风，七八日续来寒热，发作有时，经水适断，此为热入血室，其血必结，故使如疟状，发作有时，小柴胡汤主之。方见呕吐中。

妇人伤寒发热，经水适来，昼日明了，暮则谵（谵）语，如见鬼状者，此为热入血室，治之无犯胃气及上二焦，必自愈。

妇人中风，发热恶寒，经水适来，得七八日热除脉迟身凉和，胸胁满，如结胸状，谵（谵）语者，此为热入血室也。当刺期门，随其实而取之。

阳明病，下血谵（谵）语者，此为热入血室，但头汗出，当刺期门，随其实而泻之。濈然汗出者愈。

妇人咽中如有炙脔，半夏厚朴汤主之。

半夏厚朴汤方　《千金》作胸满、心下坚、咽中怗怗❻如有炙肉，吐之不出，吞之不下。

---

❶　草：《千金要方》卷三无。

❷　刺：《千金要方》卷三作"疗"。

❸　少腹中急摩痛：《千金要方》卷三作"少腹拘急挛痛"。

❹　衄：《千金要方》卷三作"竭"。

❺　十三：原作"十六"，据本书目录改。

❻　怗怗（tiē tiē 帖帖）：安静貌，驯服貌。《千金要方》卷三作"帖帖"。义同。

半夏一升　厚朴三两　茯苓四两
生姜五两　干苏叶二两

上五味，以水七升，煮取四升，分温四服，日三夜一服。

妇人脏躁，喜悲伤欲哭，象如神灵所作，数欠伸，甘麦大枣汤主之。

甘草小麦大枣汤方

甘草三两　小麦一升　大枣十枚

上三味，以水六升，煮取三升，温分三服，亦补脾气。

妇人吐涎沫，医反下之，心下即痞，当先治其吐涎沫，小青龙汤主之。涎沫止，乃治痞，泻心汤主之。

小青龙汤方　见痰饮❶中。

泻心汤方　见惊悸中。

妇人之病，因虚、积冷、结气，为诸经水断绝，至有历年，血寒积结胞门，寒伤经络。凝坚在上，呕吐涎唾，久成肺痈，形体损分；在中盘结，绕脐寒疝，或两胁疼痛，与脏相连；或结热中，痛在关元。脉数无疮，肌若鱼鳞，时着男子，非止女身。在下未多，经候不匀。冷❷阴掣痛，少腹恶寒，或引腰脊，下根气街，气冲急痛，膝胫疼烦，奄忽眩冒，状如厥癫，或有忧惨，悲伤多嗔，此皆带下，非有鬼神，久则羸瘦，脉虚多寒。

三十六病，千变万端。审脉阴阳，虚实紧弦，行其针药，治危得安，其虽同病，脉各异源，子当辨记，勿谓不然。

问曰：妇人年五十所，病下利，数十日不止，暮即发热，少腹里急，腹满，手掌烦热，唇口干燥，何也？师曰：此病属带下，何以故？曾经半产，瘀血在少腹不去。何以知之？其证唇口干燥，故知之，当以温经汤主之。

温经汤方

吴茱萸三两　当归二两　芎劳二两　芍药二两　人参二两　桂枝二两　阿胶二两　牡丹皮二两，去心　生姜二两　甘草二两　半夏半升　麦门冬一升，去心

上十二味，以水一斗，煮取三升，分温三服。亦主妇人少腹寒，久不受胎，兼取崩中去血，或月水来过多，及至期不来。

带下，经水不利，少腹满痛，经一月再见者，土瓜根散主之。

土瓜根散方

阴㿗肿亦主之。

土瓜根　芍药　桂枝　䗪虫各三两

上四味，杵为散，酒服方寸匕，日三服。

寸口脉弦而大，弦则为减，大则为芤，减则为寒，芤则为虚，寒

---

❶ 痰饮：原作"肺痈"，据本书《痰饮咳嗽病脉证并治》改。

❷ 冷：医统本作"令"。

虚相搏，此名曰革，妇人则半产漏下，旋覆花汤主之。

旋覆花汤方

旋覆花三两　葱十四茎　新绛少许

上三味，以水三升，煮取一升，顿服之。

妇人陷经，漏下，黑不解，胶姜汤主之。臣亿等校诸本无胶姜汤方，想是前妊娠中胶艾汤。

妇人少腹满如敦状，小便微难而不渴，生后者，此为水与血并结在血室也，大黄甘遂汤主之。

大黄甘遂汤方

大黄四两　甘遂二两　阿胶二两

上三味，以水三升，煮取一升，顿服之，其血当下。

妇人经水不利下，抵当汤主之。亦治男子膀胱满急，有瘀血者。

抵当汤方

水蛭三十个，熬　虻虫三十枚，熬，去翅足　桃仁二十个，去皮尖　大黄三两，酒浸

上四味，为末，以水五升，煮取三升，去滓，温服一升。

妇人经水闭不利，脏坚癖不止，中有干血，下白物，矾石丸主之。

矾石丸方

矾石三分，烧　杏仁一分

上二味，末之，炼蜜和丸，枣核大，内脏中，剧者再内之。

妇人六十二种风，及腹中血气刺痛，红蓝花酒主之。

红蓝花酒方疑非仲景方。

红蓝花一两

上一味，以酒一大升，煎减半，顿服一半。未止，再服。

妇人腹中诸疾痛，当归芍药散主之。

当归芍药散方见前妊娠中。

妇人腹中痛，小建中汤主之。

小建中汤方见前虚劳中。

问曰：妇人病，饮食如故，烦热不得卧而反倚息者，何也？师曰：此名转胞❶，不得溺也，以胞系了戾，故致此病。但利小便则愈，宜肾气丸主之。

肾气丸方

干地黄八两　薯蓣四两　山茱萸四两　泽泻三两　茯苓三两　牡丹皮三两　桂枝一两　附子一两，炮

上八味，末之，炼蜜和丸梧子大，酒下十五丸，加至二十五丸，日再服。

蛇床子散方　温阴中坐药。

蛇床子仁

上一味，末之，以白粉少许，

---

❶　转胞：《病源》卷十四《胞转候》作"胞转"。胞，通"脬"。《释文》："脬，音包……其借爲脬字……脬者，膀胱，腹中水府也。"

和令相得，如枣大，绵裹内之，自然温。

少阴脉滑而数者，阴中即生疮，阴中蚀疮烂者，狼牙汤洗之。

狼牙汤方

狼牙三两

上一味，以水四升，煮取半升，以绵缠箸如茧，浸汤沥阴中，日四遍。

胃气下泄，阴吹而正喧，此谷气之实也，膏发煎导之。

膏发煎方见黄疸中。

小儿疳虫蚀齿方疑非仲景方。

雄黄　葶苈

上二味，末之，取腊月猪脂镕，以槐枝绵裹头四五枚，点药烙之。

杂疗方第二十三

论一首　证一条　方二十二❶首

退五脏虚热四时加减
柴胡饮子方

冬三月加柴胡八分　白术八分
陈皮五分　大腹槟榔四枚，并皮子用
生姜五分　桔梗七分

春三月加枳实减　白术　共六味。

夏三月加生姜三分　枳实五分
甘草三分　共八味。

秋三月加陈皮三分　共六味。

上各㕮咀，分为三贴，一贴以水三升，煮取二升，分温三服。如人行四五里，进一服。如四体壅，添甘草少许，每贴分作三小贴，每小贴以水一升，煮取七合，温服，再合滓为一服，重煮，都成四服。疑非仲景方。

长服诃梨勒丸方疑非仲景方。

诃梨勒煨　陈皮　厚朴各三两

上三味，末之，炼蜜丸如梧子大，酒饮服二十丸，加至三十丸。

三物备急丸方见《千金》司空裴秀为散用。亦可先和成汁，乃倾口中，令从齿间得入，至良验。

大黄一两　干姜一两　巴豆一两，去皮、心，熬，外研如脂

上药各须精新，先大黄、干姜为末，研巴豆内中，合治一千杵，用为散，蜜和丸亦佳，密器中贮之，莫令歇❷。主心腹诸卒暴百病，若中恶客忤，心腹胀满，卒痛如锥刺，气急口噤，停尸卒死者，以暖❸水若酒，服大豆许三四丸，或不下，捧头起，灌令下咽，须臾当差。如未差，更与三丸，当腹中鸣，即吐下，便差。若口噤，亦须折齿灌之。

---

❶　二十二：原作"二十三"，据医统本改。

❷　歇：《千金要方》卷十二作"歇气"。"歇"通"泄"，《广雅·释诂》："歇，泄也"。

❸　暖：原作"缓"，据医统本改。

治伤寒，令❶愈不复，**紫石寒食散**方见《千金翼》。

紫石英　白石英　赤石脂　钟乳碓❷炼　栝蒌根　防风　桔梗　文蛤　鬼臼各十分　太一余粮十分，烧　干姜　附子炮去皮　桂枝去皮。各四分

上十三味，杵为散，酒服方寸匕。

救卒死方

薤捣汁，灌鼻中。

又方

雄鸡冠割取血，管吹内鼻中。

猪脂如鸡子大，苦酒一升，煮沸，灌喉中。

鸡肝及血涂面上，以灰围四旁，立起。

大豆二七粒，以鸡子白并酒和，尽以吞之。

救卒死而壮热者方

矾石半斤，以水一斗半，煮消，以渍脚，令没踝。

救卒死而目闭者方

骑牛临面，捣薤汁灌耳中，吹皂荚末鼻中，立效。

救卒死而张口❸反折者方

灸手足两爪❹后十四壮了，饮以五毒诸膏散。有巴豆者。

救卒死而四肢不收失便者方

马屎一升，水三斗，煮取二斗以洗之❺。又取牛洞❻稀粪也❼。一升，温酒❽灌口中，灸心下一寸、脐上三寸、脐下四寸，各一百壮，差。

救小儿卒死而吐利不知是何病方

狗屎一丸，绞取汁，以灌之。无湿者，水煮干者，取汁。

治尸蹶方❾

尸蹶脉动而无气，气闭不通，故静而死也，治方。脉证见上卷。

菖蒲屑，内鼻两孔中吹之。今❿人以桂屑着舌下。

又方

剔取左角发方寸，烧末，酒和，灌令入喉，立起。

救卒死客忤死还魂汤主之方

《千金方》云：主卒忤鬼击飞尸，诸奄忽

---

❶　令：《千金翼方》卷十五作"已"。

❷　碓（duì 兑）：《千金翼方》卷十五无。《说文·石部》："碓，舂也。"

❸　口：《外台》卷二十八作"目"。

❹　爪：《外台》卷二十八"爪"下有"甲"字。

❺　之：《外台》卷二十八作"足"字。

❻　牛洞：《外台》卷二十八作"牛粪"。

❼　稀粪也：《外台》卷二十八无此三字。

❽　酒：《外台》卷二十八"酒"下有"和"字。

❾　治尸蹶方：原脱，据目录补。

❿　今：医统本、俞桥本并作"令"。

气绝无复觉，或已无脉，口噤拗不开，去齿下汤。汤下❶口不下者，分病人发左右，捉搦肩引之。药下，复增取一升，须臾立苏。

麻黄三两，去节。一方四两 杏仁七十个，去皮尖 甘草一两，炙。《千金》用桂心二两。

上三味，以水八升，煮取三升，去滓，分令咽之。通治诸感忤。

又方

韭根一把 乌梅二十枚 吴茱萸半升，炒

上三味，以水一斗，煮之。以病人栉内中，三沸，栉浮者生，沉者死。煮取三升，去滓，分饮之。

救自缢死方❷

救自缢死，旦至暮，虽已冷，必可治。暮至旦，小难也。恐此当言阴❸气盛故也。然夏时夜短于昼，又热，犹应可治。又云：心下若微温者，一日以上，犹可治之。方：

徐徐抱解，不得截绳，上下安被卧之。一人以脚踏其两肩，手少挽其发，常弦弦勿纵之。一人以手按据胸上，数动之。一人摩捋臂胫，屈伸之。若已僵，但渐渐强屈之，并按其腹。如此一炊顷，气从口出，呼吸眼开而犹引按莫置，亦勿苦劳之。须臾，可少桂汤及粥清含与之，令濡喉，渐渐能咽，及❹稍止。若向令两人以管吹其两耳罙❺好。此法最善，无不活者。

疗中暍方❻

凡中暍死，不可使得冷，得冷便死，疗之方。

屈草带，绕暍人脐，使三两人溺其中，令温。亦可用热泥和屈草，亦可扣瓦碗底按及车缸以着暍人，取令溺，须得流去。此谓道路穷卒无汤，当令溺其中，欲使多人溺，取令温。若有❼汤便可与之，不可❽泥及车缸，恐此物冷。暍既在夏月，得热泥土、暖车缸，亦可用也。

救溺死方

取灶中灰两石余以埋人，从头至足。水出七孔，即活。

上疗自溢、溺、暍之法，并出自张仲景为之。其意殊绝，殆非常情所及，本草所能关❾，实救人之大术矣。伤寒家数有暍病，非此遇热之暍。见《外台》《肘后》目。

治马坠及一切筋骨损方见《肘后方》。

大黄一两，切，浸，汤成下 绯帛如手大，烧灰 乱发如鸡子大，烧灰

---

❶ 下：《千金要方》卷二十五作"人"。
❷ 救自缢死方：原脱，据目录补。
❸ 阴：医统本作"忿"。
❹ 及：《外台》卷二十八作"乃"。可参。
❺ 罙（shēn）：古同"深"。深入。
❻ 疗中暍方：原无，据目录补。
❼ 有：原脱，据《外台》卷二十八补。
❽ 可：《外台》卷二十八作"用"。
❾ 关：《外台》卷二十八作"开悟"。

用　久用炊单布一尺，烧灰　败蒲一握，三寸　桃仁四十九枚，去皮尖，熬
甘草如中指节，炙，剉

上七味，以童子小便量多少煎汤成，内酒一大盏，次下大黄，去滓，分温三服。先剉败蒲席半领，煎汤浴，衣被盖覆，斯须通利数行，痛楚立差，利及浴水赤，勿怪，即瘀血也。

禽兽鱼虫禁忌并治第二十四

论辩二首　合九十法　方二十一首❶

凡饮食滋味，以养于生，食之有妨，反能为害。自非服药炼液，焉能不饮食乎？切见时人，不闲调摄，疾疢竞起，若不因食而生，苟全其生，须知切忌者矣。所食之味，有与病相宜，有与身相害，若得宜则益体，害则成疾，以此致危，例皆难疗。凡煮药饮汁以解毒者，虽云救急，不可热饮，诸毒病得热更甚，宜冷饮之。

肝病禁辛，心病禁咸，脾病禁酸，肺病禁苦，肾病禁甘。春不食肝，夏不食心，秋不食肺，冬不食肾，四季不食脾。辩曰：春不食肝者，为肝气王，脾气败，若食肝，则又补肝，脾气败尤甚，不可救。又肝王之时，不可以死气入肝，恐伤魂也。若非王时，即虚，以肝补之佳，余脏准此。

凡肝脏自不可轻啖，自死者弥甚。

凡心皆为神识所舍，勿食之，使人来生复其报对矣。

凡肉及肝，落地不着尘土者，不可食之。

猪肉落水浮者，不可食。

诸肉及鱼，若狗不食，鸟不啄者，不可食。

诸肉不干，火炙不动，见水自动者，不可食之。

肉中有如米❷点者，不可食之。

六畜肉，热血不断者，不可食之。

父母及身本命肉，食之令人神魂不安。

食肥肉及热羹，不得饮冷水。

诸五脏及鱼，投地尘土不污者，不可食之。

秽饭馁肉臭鱼，食之皆伤人。

自死肉，口闭者，不可食之。

六畜自死，皆疫死，则有毒，不可食之。

兽自死，北首及❸伏地者，食之杀人。

食生肉，饱饮乳，变成白虫。
一作血蛊。

---

❶　方二十一首：原作"方二十二首"，据目录、医统本改。

❷　米：原作"朱"，《经史证类大观本草》卷十八引陈藏器："肉中有星如米杀人"，"朱"当作"米"，据改。

❸　及：《千金要方》卷二十六无。

疫死牛肉，食之令病洞下，亦致坚积，宜利药下之。

脯藏米瓮中，有毒，及经夏食之，发肾病。

治❶自死六畜肉中毒方

黄柏屑，捣服方寸匕。

治食郁肉漏脯中毒方郁肉，密器盖之隔宿者是也。漏脯，茅屋漏下沾着者是也。

烧犬屎，酒服方寸匕，每服人乳汁亦良。

饮生韭汁三升，亦得。

治黍米中脏干脯食之中毒方

大豆浓煮汁，饮数升即解。亦治诸❷肉漏脯等毒。

治食生肉中毒方

掘地深三尺，取其下土三升，以水五升，煮数沸，澄清汁，饮一升，即愈。

治六畜鸟兽肝中毒方

水浸豆豉，绞取汁，服数升愈。
马脚无夜眼者，不可食之。
食酸❸马肉，不饮酒，则杀人。
马肉不可热食，伤人心。
马鞍下肉，食之杀人。
白马黑头者，不可食之。
白马青蹄者，不可食之。
马肉独肉共食，饱醉卧，大忌。
驴马肉合猪肉食之，成霍乱。

马肝及毛，不可妄食，中毒害人。

治马肝毒中人未死方

雄鼠屎二七粒，末之，水和服，日再服❹。屎尖者是。

又方

人❺垢，取方寸匕，服之佳。

治食马肉中毒欲死方

香豉二两　杏仁三两

上二味，蒸一食顷，熟，杵之服，日再服❻。

又方

煮❼芦根汁，饮之良。

疫死牛，或目赤，或黄，食之大忌。

牛肉共猪肉食之，必作寸白虫。

青牛肠，不可合犬肉食之。

牛肺，从三月至五月，其中有虫如马尾，割去勿食，食则损人。

牛羊猪肉，皆不得以楮木桑木蒸炙。食之，令人腹内生虫。

---

❶ 治：《外台》卷三十一作"食"。

❷ 诸：原作"狸"，据《外台》卷三十一改。

❸ 酸：《外台》卷三十一作"骏"。

❹ 日再服：《千金要方》卷二十四作"不差更服"。《外台》卷三十一无此三字。

❺ 人：《千金要方》卷二十四、《外台》卷三十一并作"头"。

❻ 日再服《千金要方》卷二十四作"再服令尽"。《外台》卷三十一作"服之至差"。

❼ 煮《千金要方》卷二十四无。

啖蛇牛肉杀人。何以知之？啖蛇者，毛发向后顺者是也。

治啖蛇牛肉食之欲死方二

饮人乳汁一升，立愈。

又方

以泔洗头，饮一升，愈。

牛肚细切，以水一斗，煮取一升，暖饮之，大汗出者愈。

治食牛肉中毒方

甘草煮汁饮之，即解。

羊肉，其有宿热者，不可食之。

羊肉不可共生鱼、酪食之，害人。

羊蹄甲中有珠子白者，名羊悬筋，食之令人癫。

白羊黑头，食其脑，作肠痈。

羊肝共生椒食之，破人五脏。

猪肉共羊肝和食之，令人心闷。

猪肉以生胡荽同食，烂人脐。

猪脂不可合梅子食之。

猪肉和葵食之，少气。

鹿肉❶不可和蒲白作羹，食之发恶疮。

麋脂及梅李子，若妊妇食之，令子青盲，男子伤精。

獐肉不可合虾及生菜、梅李果食之，皆病人。

痼疾人，不可食熊肉，令终身不愈。

白犬自死，不出舌者，食之害人。

食狗鼠余，令人发瘘疮。

治食犬肉不消成病方　治食犬肉不消，心下坚或腹胀，口干大渴，心急发热，妄语如狂，或洞下方

杏仁一升，合皮，熟，研用

上一味以沸汤三升和，取汁分三服，利下肉片，大验。

妇人妊娠，不可食兔肉、山羊肉及鳖、鸡、鸭，令子无声音。

兔肉不可合白鸡肉食之，令人面发黄。

兔肉着干姜食之，成霍乱。

凡鸟自死，口不闭，翅不合者，不可食之。

诸禽肉，肝青者，食之杀人。

鸡有六翮四距者，不可食之。

乌鸡白首者，不可食之。

鸡不可共胡蒜食之，滞气。一云鸡子。

山鸡不可合鸟兽肉食之。

雉肉久食之，令人瘦。

鸭卵不可合鳖肉食之。

妇人妊娠食雀肉，令子淫乱无耻。

雀肉不可合李子食之。

燕肉勿食，入水为蛟龙所啖。

治食鸟兽中箭肉毒方

鸟❷兽有中毒箭死者，其肉有

---

❶　肉：原作"人"，据《千金要方》卷二十六改。

❷　鸟：《外台》卷三十一作"禽"。

毒，解之方

大豆煮汁及蓝❶汁，服之，解。

鱼头正白如连珠，至脊上，食之杀人。

鱼头中无腮者，不可食之，杀人。

鱼无肠胆者，不可食之，三年阴❷不起，女子绝生。

鱼头似有角者，不可食之。

鱼目合者，不可食之。

六甲日，勿食鳞甲之物。

鱼不可合鸡肉食之。

鱼不得合鸬鹚肉食之。

鲤鱼鲊不可合小豆藿食之，其子不可合猪肝食之，害人。

鲤鱼不可合犬肉食之。

鲫鱼不可合猴雉肉食之。一云：不可合猪肝食。

鳀鱼合鹿肉生食，令人筋甲缩。

青鱼鲊不可合生胡荽及生葵，并麦中❸食之。

鰌、鳝不可合白犬血食之。

龟肉不可合酒、果子食之。

鳖目凹陷者及压❹下有王字形者，不可食之。又，其肉不得合鸡鸭子食之。

龟❺鳖肉不可合苋菜食之。

虾无须及腹下通黑，煮之反白者，不可食之。

食脍，饮奶酪，令人腹中生虫，为瘕。

治食鲙不化成癥病方　鲙食之，在心胸间不化，吐复不出，速下除

之，久成癥病，治之方

橘皮一两　大黄二两　朴硝二两

上三味，以水一大升，煮至小升，顿服即消。

食鲙多不消，结为癥病，治之方

马鞭草

上一味，捣汁饮之。或以姜叶汁，饮之一升，亦消。又可服吐药吐之。

食鱼后中❻毒面肿❼烦乱治之方

橘皮

浓煎汁，服之即解。

食鯸鮧鱼中毒方

芦根

煮汁，服之即解。

蟹目相向，足斑目赤者，不可食之。

食蟹中毒治之方

紫苏

---

❶　蓝：原作"盐"，据《外台》卷三十一改。《神农本草经》名蓝实，"主解诸毒"。

❷　阴：《千金要方》卷二十六引黄帝"阴"下有"痿"字。

❸　中：《外台》卷三十一引《肘后》作"酱"。

❹　压：《千金要方》卷二十六作"腹"。

❺　龟：《外台》卷三十一引《肘后》无。

❻　中：原作"食"，据《千金要方》卷二十四改。

❼　面肿：原作"两种"，据《千金要方》卷二十四改。

煮汁，饮之三升。紫苏子捣汁饮之，亦良。

又方

冬瓜汁，饮二升。食冬瓜亦可。

凡蟹未遇霜，多毒。其熟者，乃可食之。

蜘蛛落食中，有毒，勿食之。

凡蜂蝇虫蚁等，多集食上，食之致瘘。

果实菜谷禁忌并治第二十五

果子生食，生疮。

果子落地经宿，虫蚁食之者，人大忌食之。

生米停留多日，有损处，食之伤人。

桃子多食，令人热，仍不得入水浴，令人病淋沥寒热病。

杏酪不熟，伤人。

梅多食，坏人齿。

李❶不可多食，令人胪胀。

林檎不可多食，令人百脉弱。

橘柚多食，令人口爽，不知五味。

梨不可多食，令人寒中。金疮产妇，亦不宜食。

樱桃、杏多食，伤筋骨。

安石榴不可多食，损人肺。

胡桃不可多食，令人动痰饮。

生枣多食，令人热渴气胀。寒热羸瘦者，弥不可食，伤人。

食诸果中毒治之方

猪骨烧灰

上一味，末之，水服方寸匕。亦治马肝漏脯等毒。

木耳赤色及仰生者，勿食。

菌仰卷及赤色者不可食。

食诸菌中毒闷乱欲死治之方

人粪汁，饮一升。土浆，饮一二升。大豆浓煮汁，饮之。服诸吐利药，并解。

食枫柱菌而哭不止，治之以前方。

误食野芋烦毒欲死治之以前方。

其野芋根，山东人名魁芋，人种芋，三年不收，亦成野芋，并杀人。

蜀椒闭口者，有毒。误食之，戟人咽喉，气❷病欲绝，或吐下白沫，身体痹冷，急治之方。

肉桂煎汁饮之，饮冷水一二升，或食蒜，或饮地浆，或浓煮豉汁，饮之并解。

正月勿食生葱，令人面生游风。

二月勿食蓼，伤人肾。

三月勿食小蒜，伤人志性。

四月八月勿食胡荽，伤人神。

五月勿食韭，令人乏气力。

五月五日勿食一切生菜，发百病。

---

❶　李：《千金要方》卷二十六作"柰子"。

❷　气：《外台》卷三十一引《肘后》"气"上有"使不得出"四字。

六月七日勿食茱萸，伤神气。

八月九月勿食姜，伤人神。

十月勿食椒，损人心，伤心❶脉。

十一月、十二月勿食薤，令人多涕唾。

四季勿食生葵，令人饮食不化，发百病。非但食中，药中皆不可用，深宜慎之。

时病差未健，食生菜，手足必肿。

夜食生菜，不利人。

十月勿食被霜生菜，令人面无光，目涩，心痛，腰疼，或发心疟。疟发时，手足十指爪皆青，困委。

葱、韭初生芽者，食之伤人心气。

饮白酒，食生韭，令人病增。

生葱不可共蜜食之，杀人。独颗蒜弥忌。

枣合生葱食之，令人病。

生葱和雄鸡、雉、白犬肉食之，令人七窍经年流血。

食糖、蜜后四日内，食生葱、蒜，令人心痛。

夜食诸姜、蒜、葱等，伤人心。

芜菁根多食，令人气胀。

薤不可共牛肉作羹食之，成瘕病。韭亦然。

莼多食❷，动痔疾。

野苣不可同蜜食之，作内痔。

白苣不可共酪同食，作䘌虫。

黄瓜食之，发热病。

葵心不可食，伤人，叶尤冷，黄背赤茎者，勿食之。

胡荽久食之，令人多忘。

病人不可食胡荽及黄花菜。

芋不可多食，动病。

妊妇食姜，令子余指。

蓼多食，发心痛。

蓼和生鱼食之，令人夺气，阴核❸疼痛。

芥菜不可共兔肉食之，成恶邪病。

小蒜多食，伤人心力。

食躁式躁方

豉

浓煮汁饮之。

治误食钩吻杀人解之方　钩吻与芹菜相似，误食之，杀人，解之方。《肘后》云：与茱萸、食芹❹相似。

荠苨八两

上一味，水六升，煮取二升，分温二服。钩吻生地旁无他草，其茎有毛，以此别之。

治误食水莨菪中毒方　菜中有水莨菪，叶圆而光，有毒。误食之，令人狂乱，状如中风，或吐血，治之方

---

❶　心：《千金要方》卷二十六引黄帝作"血"。

❷　食：原作"病"，据《千金要方》卷二十六改。

❸　核：原作"咳"，据《千金要方》卷二十六引黄帝改。

❹　食芹：原作"芥"，据《千金要方》卷二十四、医统本改。

甘草

煮汁，服之，即解。

治食芹菜中龙精毒方　春秋二时，龙带精入芹菜中，人偶食之为病，发时手青腹满，痛不可忍，名蛟龙病。治之方

硬糖二三升

上一味，日两度服之，吐出如蜥蜴三五枚，差。

食苦瓠中毒治之方

黍穰煮汁，数服之解。

扁豆，寒热者不可食之。

久食小豆，令人枯燥。

食大豆等，忌啖猪肉。

大麦久食，令人作疥。

白黍米不可同饴、蜜食，亦不可合葵食之。

荞麦面多食，令人发落。

盐多食，伤人肺。

食冷物，冰人齿。

食热物，勿饮冷水。

饮酒食生苍耳，令人心痛。

夏月大醉汗流，不得冷水洗着身，及使扇，即成病。

饮酒，大忌灸腹背，令人肠结。

醉后勿饱食，发寒热。

饮酒食猪肉，卧秫稻穰中，则发黄。

食饴，多饮酒，大忌。

凡水及酒，照❶见人❷影动❸者，不可饮之。

醋合酪食之，令人血瘕。

食白米粥，勿食生苍耳，成走疰。

食甜粥已，食盐即吐。

犀角箸搅饮食，沫出及浇地坟起者，食之杀人。

饮食中毒烦满治之方

苦参三两　苦酒一升半

上二味，煮三沸，三上三下，服之，吐食出，即差。或以水煮亦得。

又方

犀角汤亦佳。

贪食食多不消心腹坚满痛治之方

盐一升　水三升

上二味，煮令盐消，分三服，当吐出食，便差。

矾石，生入腹，破人心肝。亦禁水。

商陆，以水服，杀人。

葶苈子傅头疮，药成入脑，杀人。

水银入人耳，及六畜等，皆死。以金银着耳边，水银则吐。

苦楝无子者杀人。

凡诸毒，多是假毒以投，不❹知时，宜煮甘草荠苨汁饮之，通除诸毒药。

---

❶　照：《外台》卷三十一作"不"。

❷　人：《外台》卷三十一无。

❸　动：《外台》卷三十一无。

❹　不：原作"元"，据《外台》卷三十一引《肘后》改。

方剂索引